„Die in Lachsöl enthaltenen Omega-3-Fettsäuren **senken hohe Blutfettwerte**. Insbesondere das Neutralfett wird vermindert. Andererseits kommt es zu einer **Erhöhung des HDL-Cholesterins.** Dadurch werden wichtige Risikofaktoren für den Herzinfarkt ausgeschaltet. Dieser Effekt ist nur durch eine dauerhafte Zufuhr zu erreichen."

Privatdozent Dr. med. Peter Singer, Internist, Bensheim

„Der Freitag war lange Zeit der Fischtag der Woche. Mittlerweile empfehlen Ernährungsexperten nicht nur eine, sondern sogar **mehrere Fischmahlzeiten pro Woche**."

Natur und Heilen, 11/2008

„Omega-3-Fettsäuren **optimieren das Fett-Profil** im Blut."

Natur und Heilen, 9/2001

Dr. Anja Schemionek:
Lachsöl - Gesund mit
Omega-3 Fettsäuren, EPA und DHA
Lektorat: Agentur Spu.K, Bonn

Projektleitung: Susann Obermeier
Gestaltungskonzept, Umschlaggestaltung, Innenlayout: KleiDesign
Fotos und Abbildungen:
siehe Bildverzeichnis
Druck & Verarbeitung:
media-print, Paderborn

www.lebensbaum-verlag.de

Bibliografische Information der Deutschen Nationalbibliothek
Die Deutsche Nationalbibliothek verzeichnet diese
Publikation in der Deutschen Nationalbibliografie;
detaillierte bibliografische Daten sind im Internet
über http://dnb.d-nb.de abrufbar.

1. Auflage - 2010

ISBN 978-3-928430-52-4

Dr. Anja Schemionek

Lachsöl

Gesund mit Omega-3-Fettsäuren
EPA und DHA

Lebensbaum Verlag

Dr. Anja Schemionek ist Diplom-Biologin und Wissenschaftsredakteurin. Sie arbeitet als freie Autorin, Dozentin und Lektorin vor allem im Themenkreis Gesundheit. Aus persönlicher Überzeugung widmet sie sich ganz besonders den ganzheitlichen und natürlichen Heilmethoden.

Inhalt

Ein wichtiger Hinweis für unsere Leserinnen und Leser:

Bei der Erstellung dieses Buches haben der Verlag und die Autorin intensiv recherchiert und darauf geachtet, dass die genutzten Quellen aktuell und seriös waren. Da die Wissenschaft in ständiger Weiterentwicklung ist, können die in diesem Buch dargestellten Erkenntnisse natürlicherweise nur den Wissensstand zum Recherchezeitpunkt abbilden.

Weiterhin sind alle Angaben im Buch als Informationen und Anregungen zur Unterstützung der Gesundheit zu verstehen. Weder die Autorin noch der Verlag können Angaben machen, die eine Beratung oder Behandlung durch Ärzte oder Heilpraktiker ersetzen. Wenn sich aus der praktischen Umsetzung der in diesem Buch vorgestellten Informationen etwaige Probleme oder Schäden ergeben, können Verlag und Autorin keinerlei Haftung dafür übernehmen. Jede Leserin und jeder Leser sollte in eigener Verantwortung entscheiden, wie mit den Informationen dieser Publikation umzugehen ist.

Nehmen Sie die Warnungen und Hinweise im Text ernst. Sprechen Sie, insbesondere wenn Sie erkrankt sind, mit Ihren Therapeuten über die Anwendung von Lachsöl und die hier dargestellten wissenschaftlichen Erkenntnisse.

Der Lachs – schön, lecker und gesund

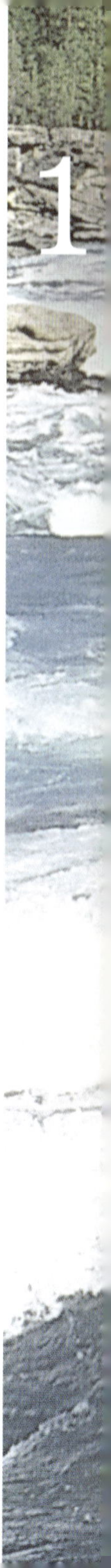

Atlantischer Lachs (Salmo salar) – eine Delikatesse – ist ein in Nord- und Mitteleuropa sehr bekannter und erschwinglicher Speisefisch, der heute nicht mehr nur gefischt, sondern auch in großen Mengen gezüchtet wird. Und das ist gut, denn Lachs bringt der Gesundheit viele Vorteile. Auf den nächsten Seiten dieses Buches wird viel davon die Rede sein. Doch an dieser Stelle soll er erst einmal vorgestellt werden, der leckere Lachs:

In der Natur ist der Atlantische Lachs der einzige Vertreter der Lachse in europäischen Gewässern. Als Jungtier lebt er ein bis zwei Jahre in großen Flüssen und zählt daher zu den Süßwasserfischen. Wenn die Lachse älter werden, wandern sie jedoch flussabwärts ins Meer hinaus und leben dann im Salzwasser. Dies ist eine besondere biologische Leistung, denn der Stoffwechsel der Tiere muss sich bei diesem Wechsel von Süß- zu Salzwasser stark umstellen. Zu diesem Zeitpunkt sind die Lachse nur knapp zwanzig Zentimeter groß. Doch in den folgenden drei Jahren im Meer wachsen die Tiere sehr schnell zu einer Größe von einem bis zu anderthalb Metern heran. Dabei bleiben die Weibchen immer kleiner als die männlichen Tiere.

Lachse wandern im Meer sehr weit. Die Tiere, die aus nord- und mitteleuropäischen Gewässern kommen, ziehen meist in das kalte Nordmeer zwischen Norwegen, Island und Grönland. Aber auch auf der Westseite des Nordatlantiks ist es keine Seltenheit, dass Wissenschaftler Lachse entdecken, die ihre Jugendzeit nachweislich in europäischen Flüssen verbracht haben.

Um sich fortzupflanzen, wandern die erwachsenen Lachse dann den gesamten weiten Weg wieder zurück, denn sie laichen immer nur dort, wo sie selbst geschlüpft sind. Meist geschieht das in kleinen Zuläufen und -flüssen, die mit ihrem Wasser später die größeren Flüsse speisen. Das heißt im Klartext, dass die Lachse, um zu ihren Laichgründen zu kommen, zuerst Tausende von Kilometern im Meer zu ihrer heimischen Küste zurückschwimmen müssen. Als Nächstes vollbringen sie wieder die Stoffwechselumstellung vom Salzwasser zurück ins Süßwasser, um dann viele weitere Flusskilometer stromaufwärts zu schwimmen. Sie überspringen kräftezehrende Wasserfälle, kämpfen gegen reißende Fluten und finden durch ihre erstaunliche Geruchsleistung die richtigen Flussmündungen, an denen sie „abbiegen" müssen, um schließlich ihren „Geburtsort" in den sanft strömenden Flüsschen zu erreichen. Dort erschöpft angekommen setzen die Lachsweibchen bald ihren Laich einfach auf dem Kiesboden der Gewässer ab. Die Männchen geben ihre „Milch", also das Sperma, dazu. Schon aus diesem Grund ist es sehr wichtig, dass die Strömung im Laichgewässer nicht zu stark

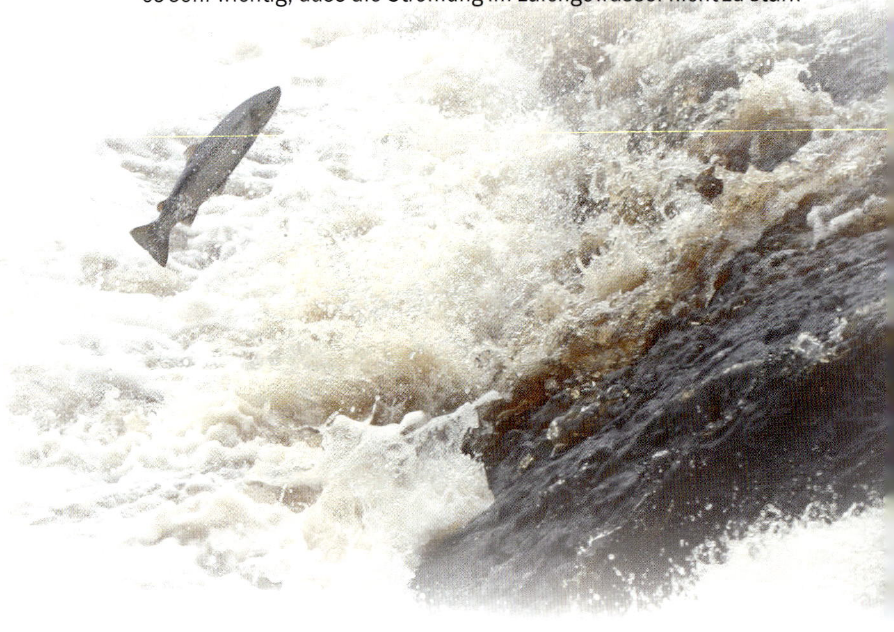

ist, damit die Eier auf diese Weise überhaupt befruchtet werden können. Und es gibt noch einen weiteren Grund: Die Eier sollen im Kies liegen bleiben und sich dort in aller Ruhe entwickeln können. Und das kann, je nach Temperatur des Wassers, drei bis sechs Monate dauern.

Ein Gelege vom Lachs enthält etwa 1.500 Eier. Eine enorme Zahl, so sollte man meinen. Doch der Lachs hat in seinen frühen Entwicklungsstadien sehr viele Feinde. Fachleute errechneten, dass von den vielen Eiern eines Geleges nur drei Tiere als erwachsene Lachse später das Meer erleben werden.

Die erwachsenen Lachse sind nach ihrer langen und anstrengenden Reise meist so erschöpft, dass sie nach dem Laichen sterben. Nur wenige schaffen den Weg zurück ins Meer, um dort wieder Kraft zu tanken und sich im nächsten Jahr erneut zu den Laichgründen aufzumachen.

Aufgrund dieser Lebensweise kann man Lachse also sowohl in großen und kleinen Flüssen finden als auch in der Nord- und Ostsee, im europäischen Nordmeer und im großen Rest des Atlantiks, dem der Lachs ja seinen Namen verdankt.

Die Natur und der Lachs

Kommen in einem Gewässer Lachse vor, so ist das ein deutliches Zeichen für frisches, gesundes, reines Wasser und eine intakte Natur, denn der Lachs kann nur in kalten, sauerstoffreichen und offenen Fließgewässern leben. Verschmutztes und warmes Wasser meidet er, denn das könnte ihn sein Leben kosten. Fachleute sagen dazu, der Lachs ist ein empfindlicher „Bioindikator“ für sauberes, gesundes Wasser. Daher hatte der Lachs es in der zweiten Hälfte des letzen Jahrhunderts sehr schwer in deutschen und europäischen Flüssen. Die dort angesiedelte Industrie wuchs und benutzte die Gewässer zunehmend als Kühlmittel und zur

Abfallbeseitigung. Hinzu kamen auch noch die fortschreitende Überfischung der Meere, bauliche Eingriffe in Flussläufe, die den Lachs bei seinen Wanderungen stoppten, und die Zerstörung seiner Lebensräume in kleinen Flüssen auf andere Art und Weise. Die Lachsbestände in deutschen und europäischen Flüssen und Gewässern gingen daher extrem zurück, im Rhein wurde beispielsweise ab 1950 kein Lachs mehr gefangen.

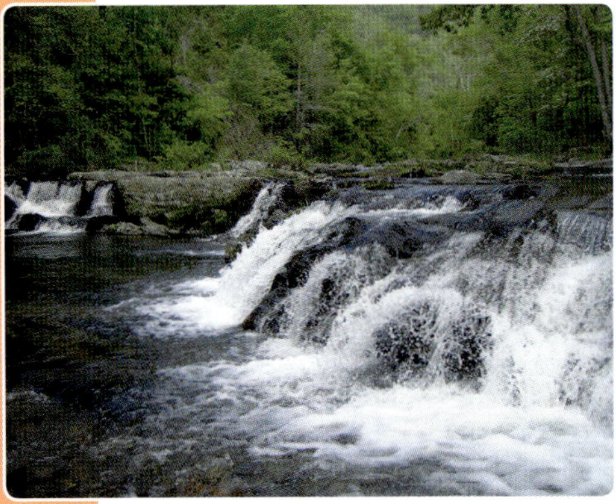

Europaweit bildeten sich Unterstützerorganisationen für den Lachs, die Maßnahmen ergriffen, um den Lachs wieder in den Flüssen heimisch zu machen: Es wurden Schritte unternommen, um die Wasserqualität zu verbessern, die „Durchschwimmbarkeit" von Flüssen wurde wiederhergestellt, die Fangquoten wurden stärker kontrolliert, Junglachse wurden in Zentren herangezogen, um sie später in die natürlichen Flüsse zu setzen, und einiges mehr. Vieles davon war sehr erfolgreich, und schon 1990 konnten erste „Rückkehrer" beobachtet werden. Bis heute gibt es immer wieder neue Erfolgsmeldungen, dass Lachse in europäischen Flüssen gesichtet werden. Auch gut geführte Lachsstationen, die den Fisch für den Teller produzieren, können ein Plus für den Schutz des Lachses sein: Sie ermöglichen verringerte Fangquoten in den natürlichen Gewässern und sorgen so für eine Erholung der dortigen Lachsbestände.

Atlantische Lachse – auch Salme, Grilse, Randel oder Laß genannt – glänzen wunderschön silbrig-grau-blau und haben einen schlanken und muskulösen Fischkörper, der beim Lachsmännchen bis zu vierzig, beim Weibchen bis zu zwanzig Kilogramm auf die Waage bringen kann. Diese großen, ja fast majestätischen Fische leben räuberisch, das heißt sie fressen andere Fische, die kleiner sind als sie, zum Beispiel Heringe, Sprotten und Makrelen. Und auch Krebse gehören auf ihren Speiseplan.

Das ist auch einer der Gründe, warum diese Fische für den Menschen so gesund sind, denn die Lachse stehen am Ende einer Meeres-Nahrungskette: Die kleinen Fische und Krebse, die auf dem Speiseplan des Lachses stehen, ernähren sich selbst von noch kleineren Meerestieren wie Schnecken, Kleinkrebsen oder Fischlarven. Diese kleinen Tierchen fressen wiederum Pflanzen und Algen, die in den kalten Gewässern leben. Und jetzt wird es besonders interessant: Denn Algen, die in kalten Gewässern leben, sind in der Lage, besonders viele Fette mit sogenannten Omega-3-Fettsäuren zu bilden. Diese Fette brauchen sie in großen Mengen, denn mit ihnen bleiben sie beweglich, trotz der Kälte im Nordmeer. Jeder kennt das Phänomen: Weiche Butter, die man in den Kühlschrank stellt, wird schnell fest. Stellt man jedoch ein Öl in den Kühlschrank, bleibt es flüssig. Die Algen bilden Öle mit vielen Omega-3-Fetten aus, welche in der Kälte besonders gut flüssig bleiben. Werden die Algen dann von Fischen gefressen, sammeln die Fische diese Öle und die darin enthaltenen Omega-3-Fette an und bleiben dadurch selber im kalten Wasser beweglich. Frisst nun ein Lachs viele dieser kleinen Fische, dann nimmt er besonders große Mengen Omega-3-Fette auf und kann sich ebenfalls trotz der unwirtlichen Wassertemperaturen gut bewegen. Wer schon einmal einen Lachs ausgenommen oder ein frisches Lachsfilet in der Küche verarbeitet hat, der weiß es aus eigener Erfahrung: Was man dabei an den Händen spürt, ist das viele Öl, das zeigt, dass der Lachs ein recht fetthaltiger Fisch ist.

Die Omega-3-Fettsäuren sind für den Menschen von großer Bedeutung. Der Mensch – und auch andere Säugetiere – kann diese speziellen Fettbestandteile nicht selbst bilden, braucht sie aber für viele Körperfunktionen. In der Fachsprache heißt das, diese Omega-3-Fettsäuren sind für den Menschen essenziell und müssen mit der Nahrung aufgenommen werden.

Der Lachs enthält in seinem Gesamtfett ungeheuer viele dieser essenziellen Fette: 37% der Fettsäuren des Lachses (siehe Exkurs) sind Omega-3-Fettsäuren Darunter sind 25% sogenannte hochungesättigte Omega-3-Fettsäuren, die besonders interessant für den Menschen sind. Sie werden Eicosapentaensäure, kurz EPA, und Docosahexaensäure, kurz DHA, genannt. Mehr von diesen gesunden Fettsäuren sind in keinem anderen Lebensmittel zu finden. Warum sie so wichtig und interessant sind, das ist in den nächsten Kapiteln ausführlich zu erfahren.

Mit zwei bis drei Lachsmahlzeiten in der Woche kann sich jeder Mensch mit diesen wichtigen hochungesättigten Omega-3-Fettsäuren EPA und DHA versorgen. Damit Lachs immer wieder anders zubereitet auf den Tisch kommen kann, gibt es an dieser Stelle ein paar Rezepte, die die üblichen Kombinationen von Lachs mit verschiedenen Senfsorten oder Lachs mit Dill ein wenig erweitern, um diesen gesunden Fisch häufig und abwechselungsreich genießen zu können.

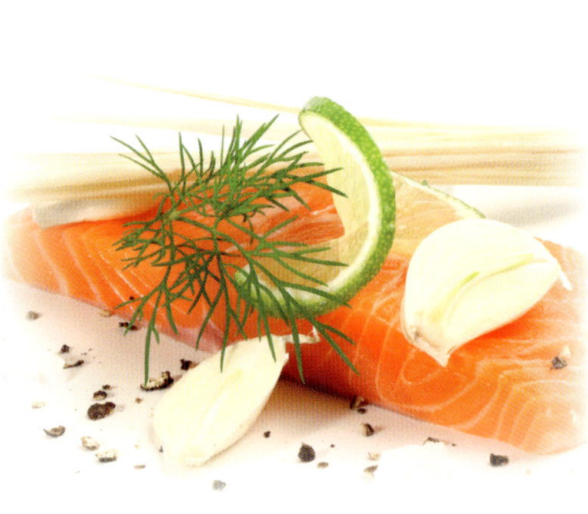

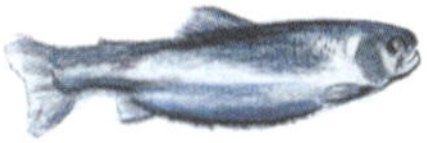

Lachssuppe à la Provence

(für 4 Personen)

Zutaten

- Olivenöl zum Anbraten
- 2 mittelgroße Zwiebeln
- 400 g Lachsfilet (frisch oder tiefgefroren)

- 16 Eiertomaten (alternativ auch aus der Dose)
- 4 ganze Lorbeerblätter
- etwas Tomatenmark
- etwas Gemüsebrühe

- Salz, schwarzer Pfeffer
- Kräuter der Provence (getrocknet)
- ein Spritzer Zitronensaft
- evt. etwas Rotwein

- dazu Brot und Joghurt

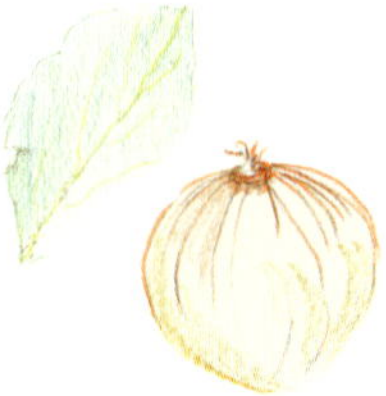

Zubereitung

1. *Die beiden Zwiebeln kleinschneiden, Olivenöl in einem großen Topf erhitzen, die Zwiebeln darin glasig andünsten, den gewaschenen Lachs hineingeben und leicht anbraten lassen, durch Rühren zum Zerfallen bringen.*
2. *Die Eiertomaten zerschneiden und zusammen mit etwas Gemüsebrühe in den Topf hinzugeben. Wer Gemüsebrühe nicht mag, kann einfach nur Wasser nehmen. Die Lorbeerblätter und etwas Tomatenmark beifügen und alles etwa 15 Minuten köcheln lassen.*
3. *Nun mit Satz und Pfeffer abschmecken, die Kräuter der Provence, den Zitronensaft und ggf. den Rotwein zugeben. Die Suppe von der Kochplatte nehmen, etwa eine halbe Stunde durchziehen lassen und erneut abschmecken. Kurz vor dem Servieren wird die fertige Suppe nochmals erhitzt.*
4. *Dazu frisches Brot und frischen Joghurt reichen.*

Spinatlachs – wenn es ganz schnell gehen muss

(für 1 Person)

Zutaten	Zubereitung
1 Lachsfilet (gefroren)	*1 In einer kleinen Pfanne oder einer kleinen Auflaufform etwas Olivenöl verteilen, den gefrorenen Lachs kurz unter fließendem Wasser abwaschen, von beiden Seiten leicht salzen und pfeffern, in die Form legen und an beiden Seiten des Filets die gefrorenen Spinatportionsstückchen verteilen. Auch auf den Spinat noch etwas Salz und Pfeffer geben.*
8 bis 10 kleine Stückchen Spinat (gefroren)	*2 Das Gefäß mit einem Deckel verschließen, auf den Herd oder in den Backofen geben und bei kleiner Hitze 20 Minuten garen. In der Mikrowelle geht es natürlich deutlich schneller.*
etwas Olivenöl, Salz, Pfeffer	
dazu Brot, Reis oder Kartoffeln	

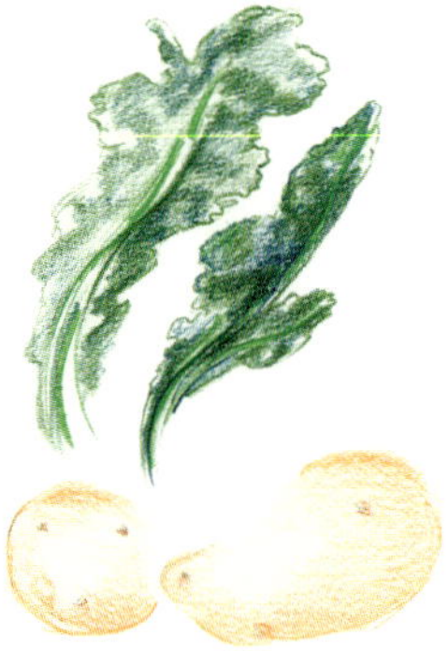

Lachstatar – die feine Vorspeise

(für 4 Personen)

Zutaten

200 g frischer Lachs

2 Knoblauchzehen

1 gut walnussgroßes Stück Ingwer

½ Bund frischer Koriander

75 g Naturjoghurt

schwarzer Pfeffer

Salz

etwas Zitronensaft

etwas Gewürzkoriander

dazu Salz-Kartoffelchips oder sehr dünnes, helles Knäckebrot

Zubereitung

1. *Ingwer und Knoblauch in sehr feine Würfel schneiden, ebenso den Koriander fein schneiden und alle drei Zutaten in den Naturjoghurt einrühren und in den Kühlschrank stellen.*
2. *Den Lachs in sehr feine Würfel schneiden, mit etwas Zitronensaft beträufeln, salzen und pfeffern und mit dem Koriander würzen. Vorsichtig mischen, abdecken und fünfzehn Minuten im Kühlschrank ziehen lassen.*
3. *Lachs und Joghurt anschließend gut vermischen, abschmecken, in Portionsschälchen füllen und bis zum Servieren weiterhin kühl aufbewahren.*

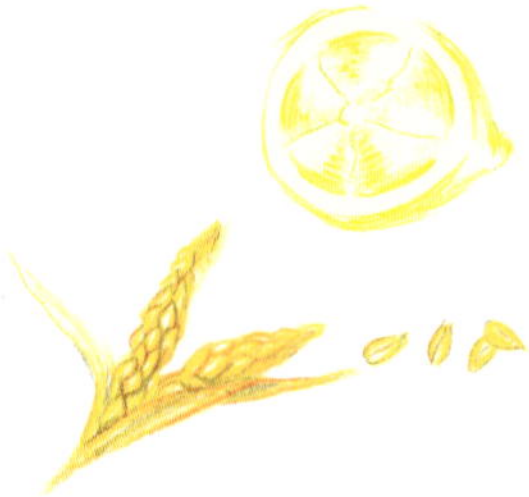

Lachs im Gemüsebett

(für 4 Personen)

Zutaten	Zubereitung
1 ausgenommener Lachs (etwa 40 bis 50 cm groß)	*1 Zuerst die kleinen Kartoffeln waschen, halbieren, leicht salzen, mit der Schnittfläche auf ein geöltes Backblech setzen und mit den Rosmarinzweigen belegen oder mit den nadelartigen Blättern bestreuen. Das Backblech unten in den kalten Backofen schieben und ihn erst jetzt auf 180 °C heizen.*
Salz	
150 g Kräuterbutter	
Olivenöl zum Anbraten	
2 mittelgroße Zwiebeln	*2 Den Lachs gut waschen, mit Küchenkrepp trocken tupfen, außen und innen etwas salzen und mit Kräuterbutter bestreichen. Den Fisch abdecken und in den Kühlschrank stellen.*
2 Auberginen	
4 kleine Zucchini	
8 mittelgroße Tomaten	
1 kleine Stange Lauch	
200 g schwarze Oliven (entsteint)	*3 Aubergine, Zucchini und Tomaten in kleine Würfel, den Lauch in dünne Streifen und die Oliven in kleine Ringe schneiden. Gegebenenfalls die frischen Kräuter ebenfalls kleinschneiden.*
2 Zehen frisch gepresster Knoblauch	
Thymian (frisch geschnitten oder gerebelt)	
Oregano (frisch geschnitten oder gerebelt)	*4 Die Zwiebeln in dünne Scheiben schneiden und in einer mit etwas Olivenöl gefetteten Pfanne glasig andünsten. Dann die Zucchiniwürfel hinzugeben und kurz mitdünsten. Danach die Auberginenstücke hinzugeben und*
Rosmarin (frisch geschnitten oder gerebelt)	
evtl. etwas Weißwein	

1.200 g kleine, sehr saubere Kartoffeln (Besonders gut schmecken natürlich neue Kartoffeln.)

Olivenöl für das Backblech

Rosmarin, einige frische kleine Zweige oder nur die davon abgelösten Blätter

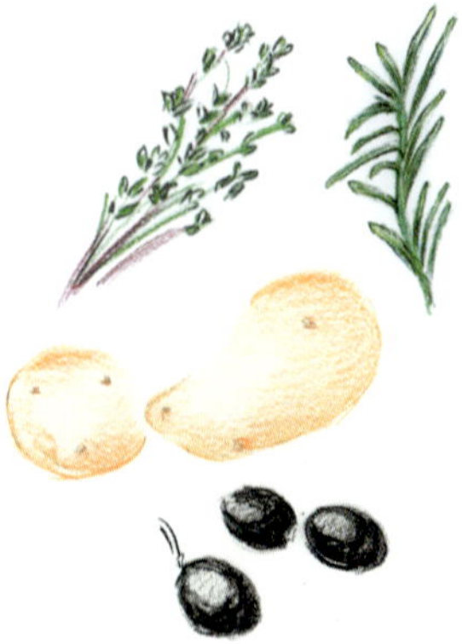

wenn diese schon langsam weich werden, auch die Tomaten und die Lauchstreifen dazugegeben und kurz mitdünsten. Anschließend die Pfanne vom Herd nehmen, die Olivenringe, den Weißwein, den frisch gepressten Knoblauch und die Kräuter vorsichtig untermischen und mit Salz und Pfeffer abschmecken.

5 *Etwa zwei Handvoll des heißen Gemüses werden nun in den vorbereiteten Lachs eingefüllt, der Rest in eine große Auflaufform gegeben, in der Mitte eine längliche Vertiefung gelassen, in die der gefüllte Fisch gelegt wird, sodass er nur wenig aus dem Gemüsebett herausragt. Die Auflaufform auf einem Rost über die Kartoffeln in den jetzt heißen Backofen schieben und noch etwa 20 Minuten mitgaren lassen.*

Auch zu diesem Gericht kann frischer Joghurt serviert werden.

Wer Lachs nicht mag hat Alternativen

Vielleicht ist es für einige zu viel, dreimal in der Woche Fisch zu essen. Oder andere mögen einfach keinen Lachs. Vielleicht haben auch manche Menschen Bedenken, dass sich im Lachsfleisch über die lange Nahrungskette neben den gesunden auch zu viele ungesunde Stoffe im Fisch angereichert haben könnten. Dennoch muss niemand auf die gesundheitsfördernden Omega-3-Fettsäuren verzichten, denn es gibt eine einfache Lösung: Lachsöl in Kapseln. Darüber kann dem Körper alles Gute, was das Lachsöl bereithält, zugeführt werden – streng kontrolliert hergestellt und ohne belastende Fremdstoffe. Wissenschaftliche Untersuchungen haben gezeigt, dass Lachsöl-Kapseln von sehr hoher Qualität und Reinheit sind. Oft wird das Lachsöl für die Kapselherstellung sogar noch aufgewertet, indem der Anteil der gesunden, hochungesättigten Fettsäuren DHA und EPA erhöht wird. Auf eines sollte man allerdings achten, wenn man Lachsölkapseln einnimmt: Zusätzliches Vitamin E sollten diese immer enthalten. Dieses wichtige Vitamin schützt nämlich das Lachsöl wirksam vor einem vorzeitigen Abbau. Und nebenbei bringt es noch ein besonderes Vitamin-Plus für Herz, Hirn und manches mehr.

Wer hätte das gedacht: Gesunde Fette machen praktisch nicht dick!

Wer kennt das nicht? Nach einem Feiertag mit opulenten Mahlzeiten oder einem Nachmittag mit sahnigen Tortenstückchen zeigt es die Waage sofort gnadenlos an: Wieder mal ein Kilo mehr auf den Hüften! Daher ist die folgende Frage berechtigt: „Nehme ich zu, wenn ich öfter fetthaltigen Lachs esse oder Lachsöl als Nahrungsergänzung zu mir nehme?“ Doch die beruhigende Antwort lautet: „Nein!“ Denn der hohe Anteil an Omega-3-Fettsäuren im Lachsöl wird im Körper meist nicht als Energiequelle genutzt. Die gesunden Fettsäuren werden vorwiegend unverändert in die Zellen transportiert und dort als Baumaterial bei Zellwachstum, -regeneration und -reparatur verbraucht. Sie gelangen daher nur selten in den „Kreislauf der Kalorien“.

Bei der Einnahme von Lachsöl-Kapseln sollte man ein paar Dinge beachten:

1. Lachsöl-Kapseln möglichst nicht auf leeren Magen einnehmen.
2. Zur Einnahme sollte keine heiße Flüssigkeit getrunken werden.
3. Auch kohlensäurehaltige Getränke eigenen sich nicht zur Einnahme.
4. Die Kapseln sollten am besten während der Hauptmahlzeiten mit einem Schluck Wasser eingenommen werden.

In einzelnen Fällen kommt es vor, dass jemand nach der Einnahme von Lachsölkapseln Aufstoßen bekommt und sich mit den Kapseln „unterhalten" muss. Dann sollte man die oben genannten Bedingungen bei der Einnahme besonders beherzigen und sich überlegen, ob man nicht generell auf Kohlensäurehaltiges verzichten kann. Bessert sich das unangenehme Gefühl durch all diese Maßnahmen nicht, gibt es die Möglichkeit, die Kapseln abends vor dem Schlafengehen zu nehmen. Damit ist das Problem meistens erledigt.

Was es mit den Omega-3-Fettsäuren auf sich hat

Exkurs

Um zuerst einmal einer Verwechselung der Begriffe vorzubeugen: Fettsäuren sind Bestandteile von Fetten. Die Fette in der Nahrung sind normalerweise aus mehreren Teilen aufgebaut:

- einem Grundgerüst, dem sogenannten Glycerin, das man sich wie einen kleinen Kamm mit drei Zinken vorstellen kann, und
- drei Kettenmolekülen, den Fettsäuren, die je an einem dieser Kammzinken hängen (siehe Abb. a).

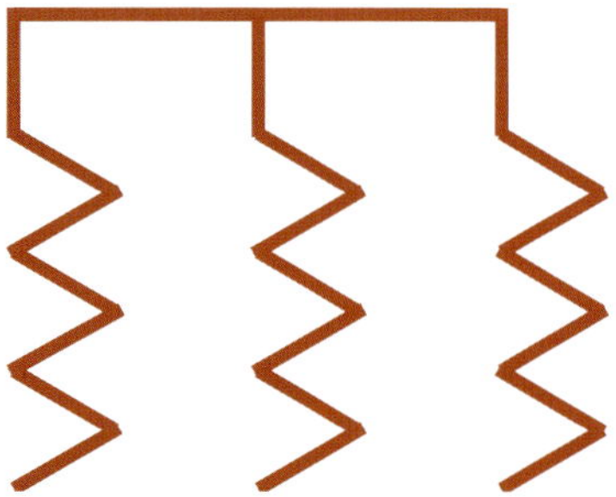

Abb. a: So kann man sich ein Fettmolekül vorstellen

Das heißt also, wenn man von Omega-3-Fetten spricht, dann sind Fette gemeint, die an ihrem „Kamm"-Grundgerüst Omega-3-Fettsäuren gebunden haben. Lachsöl enthält einen hohen Anteil solcher Fette.

Doch was sind denn nun Omega-3-Fettsäuren?
Der merkwürdige Name – manchmal auch ω-3-Fettsäuren, Ω-3-Fettsäuren oder n-3-Fettsäuren geschrieben –, rührt vom chemischen Aufbau dieser Fettsäuren her.

Denn Fettsäuren sehen nicht immer gleich aus. Alle Fettsäuren sind zwar Moleküle, die man sich wie Perlenketten vorstellen kann, doch sie können kurz (bis zu vier Perlen), mittellang (sechs bis zwölf Perlen) oder lang (mehr als zwölf Perlen) sein, können ganz gerade sein oder einen oder mehrere „Knicke" haben. Bei den ganz geraden Kettenmolekülen spricht man von **gesättigten Fettsäuren**, liegt ein „Knick" vor, sind es **einfach ungesättigte Fettsäuren**, und wenn zwei oder mehr „Knicke" da sind, sind es **mehrfach ungesättigte Fettsäuren**, auch **MUFS** abgekürzt oder englisch **PUFA** (für Poly Unsaturated Fatty Acids). Bei Fettsäuren, die fünf oder sechs „Knicke" haben, sagt man auch, sie sind **hochungesättigt**.

Zu diesen hochungesättigten MUFS gehören die Omega-3-Fettsäuren EPA (Eicosapentaensäure mit fünf „Knicken") und DHA (Docosahexaensäure mit sechs „Knicken"), die im Lachsöl mit einem großen Anteil vorhanden sind.

Alle MUFS sind für den Menschen essenziell, das heißt, er muss diese Fettsäuren unbedingt mit der Nahrung aufnehmen, weil er sie nicht selber im Körper bilden kann, sie aber dringend braucht. Zum Beispiel als unverzichtbares Baumaterial in jeder Zelle, denn Fettsäuren sind Hauptbestandteil der Zellaußenhaut, in der Fachsprache Zellmembran genannt.

Sitzt nun ein „Knick“ an der dritten Perle vom Ende der Kette, dann handelt es sich um eine für den Menschen so wichtige Omega-3-Fettsäure. (Omega ist der letzte Buchstabe im griechischen Alphabet und wird hier als Bezeichnung des Fettsäure-Endes in den Namen der Fettsäuren mit aufgenommen.)

Wer noch tiefer in die Chemie einsteigen möchte, kann sich vorstellen, dass bei gesättigten Fettsäuren eine Perle immer einem Kohlenstoff-Atom (C) entspricht, an dem zwei Wasserstoffatome (H) gebunden sind (in der Wissenschaft sagt man hierzu auch CH_2-Gruppe). Zwischen diesen CH_2-Perlen kann man die „Schnur“ der Perlenkette als die Verbindung der beiden Kohlenstoff-Atome untereinander ansehen. Alle Perlen können sich auf ihrer Schnur drehen. Die Enden der Kette sehen etwas anders aus, wie Abb. b zeigt.

Palmitinsäure

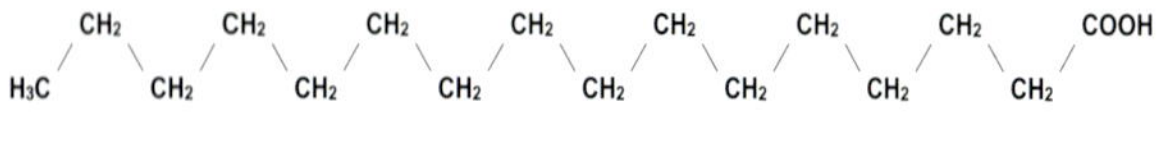

Abb. b: So sieht eine gesättigte Fettsäure aus, hier als Beispiel die sogenannte Palmitinsäure.

Hat eine einfach ungesättigte Fettsäure hingegen einen „Knick“, besteht zwischen zwei Perlen an der „Knick-Stelle“ nicht nur eine einfache Bindung, wie bei der Palmitinsäure in Abb. b gezeigt, sondern eine doppelte (siehe Abb. c). Das führt dazu, dass die Perlen sich an dieser Stelle nicht frei drehen können, sondern immer einen Knick bilden müssen.

Ölsäure

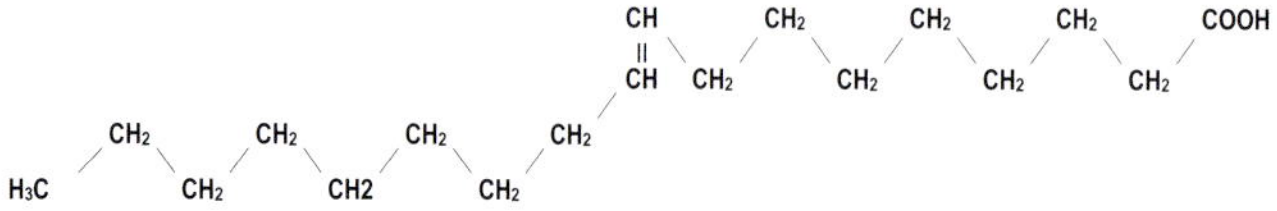

Abb. c: So sieht eine einfach ungesättigte Fettsäure aus,
hier als Beispiel die sogenannte Ölsäure.

Und nun kann man sich auch vorstellen, dass solche Fettsäure-Kettenmoleküle mit mehreren Doppelbindungen mehrere Knicke bilden, an denen sich die betroffenen Perlen nicht mehr frei drehen können (Abb. d).

EPA

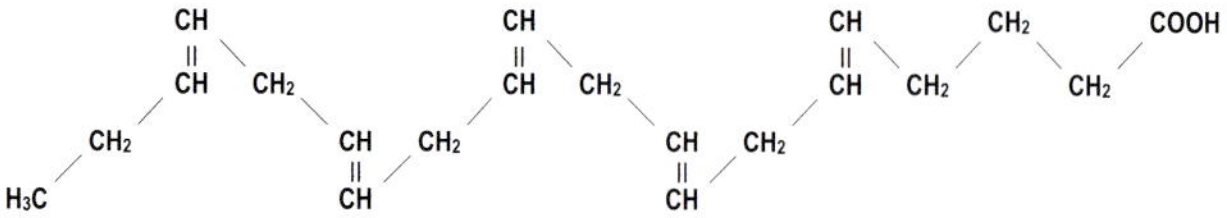

DHA

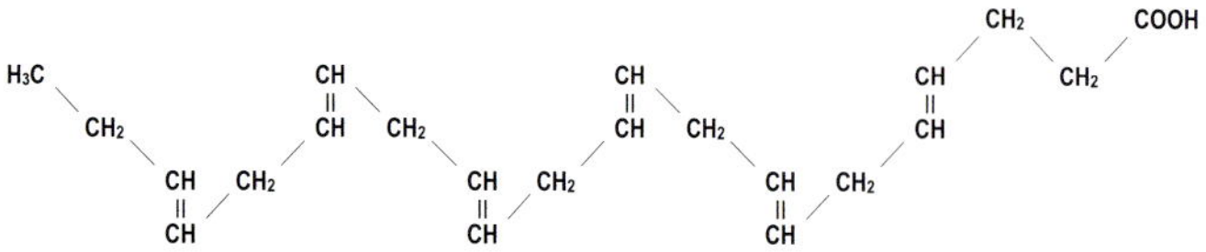

Abb. d: So sehen die mehrfach ungesättigten
Fettsäuren (MUFS) EPA und DHA aus.

Kettenmoleküle, die keinen „Knick“ haben, sind schmal und brauchen nur wenig Platz. Wenn sie nebeneinanderliegen, können sie ganz nah aneinanderrücken und bilden damit eine feste Struktur. Fettsäuren, die „Knicke“ haben, brauchen dagegen mehr Platz. Sie können nicht so dicht aneinanderrücken wie nah beieinanderliegende gesättigte Fettsäuren und lockern deren feste Struktur auf. Was das für den menschlichen Körper und vor allem für seine Zellmembranen bedeutet, damit beschäftigen sich die nächsten Kapitel in diesem Buch ausführlich.

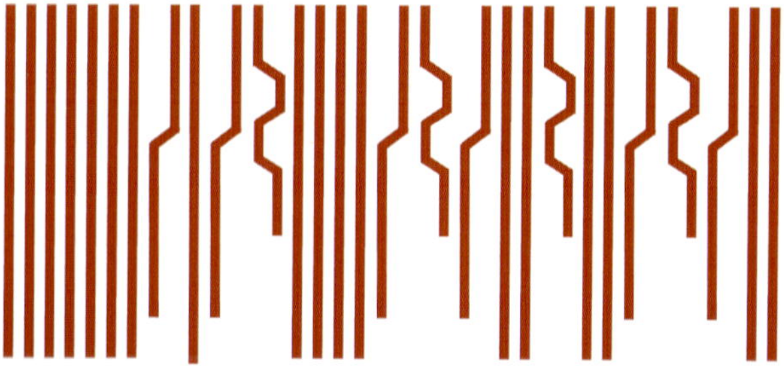

Abb. e: So sieht es aus, wenn gesättigte und ungesättigte Fettsäuren nebeneinanderliegen. Dort, wo keine ungesättigten Fettsäuren vorkommen, ist es sehr eng. Sind jedoch auch ungesättigte Fettsäuren mit „Knicken" dabei, wird es „lockerer" und es bleibt viel mehr leerer Raum frei.

Bei den Fettsäuren hat sich eine vereinfachte Schreibweise durchgesetzt. Dabei wird die Anzahl der C-Atome der gesamten Perlenkette und die Anzahl der Doppelbindungen direkt nebeneinandergestellt, nur mit einem Doppelpunkt dazwischen. Die Bezeichnung 18:1 zum Beispiel bedeutet, dass die Fettsäure 18 C-Perlen und eine Doppelbindung enthält – wie die Ölsäure aus Abb. c. Für die hochungesättigten Omega-3-Fettsäuren schreibt man dann: EPA 20:5 und DHA 22:6 (siehe Abb. d).

2 Lachsöl – Blut und Blutdruck profitieren

Über die vielen gesunden Eigenschaften des Lachsöls lässt sich eine Menge erzählen. Denn seine Fettsäuren greifen an vielen und sehr wichtigen Stellen des menschlichen Körpers positiv ein: Die erste Stelle ist zum Beispiel das Blut. Jedes Kind weiß, dass Blut das Transportmittel Nummer eins im Körper ist. Es ist zum Beispiel dafür verantwortlich, dass alle Organe, Gewebe und deren Zellen ausreichend versorgt werden mit Nährstoffen, Vitaminen, Mineralien, mit lebensnotwendigem Sauerstoff und vielem anderen mehr. Stimmt mit dem Blut etwas nicht, wirkt sich das ungünstig auf alles und jedes im Körper aus.

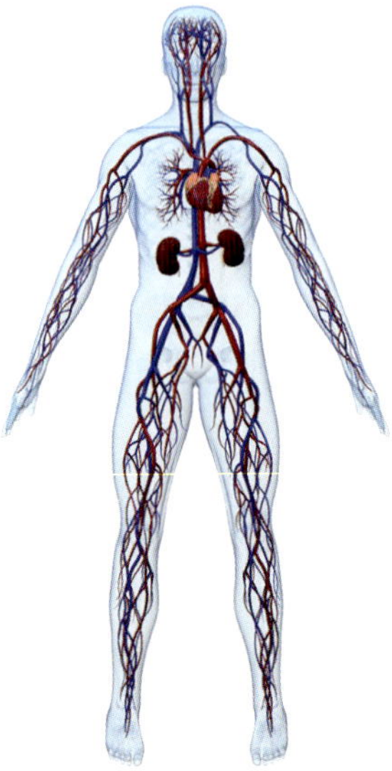

Blutgefäße versorgen den gesamten Körper – von Kopf bis Fuß.

Die hochungesättigten Omega-3-Fettsäuren des Lachsöls sind in der Lage, das menschliche Blut schön flüssig zu halten. Das hilft der Gesundheit enorm, denn so kann das Blut leichter in die klitzekleinsten Blutgefäße vordringen und alles im Körper erreichen – von den Zehennägeln bis zu den Haarwurzeln, vom klitzekleinsten Muskel bis zum größten Organ. Man muss sich nur vorstellen, wie klein und fein Blutgefäße sein müssen, die zum Beispiel die dünnen Augenlider versorgen sollen. Natürlich kommt das Blut gerade an solchen Stellen am besten an, wenn es dünnflüssig bleibt, wie das von der Natur bei einem gesunden Menschen vorgesehen ist.

Wie macht Lachsöl das? Die Omega-3-Fettsäuren sind es, die diese positive Wirkung ausmachen. Wie im vorherigen Kapitel schon erwähnt, halten sie Algen und Fische im kalten Wasser beweglich. So ähnlich ist es auch im menschlichen Körper: Die Omega-3-Fettsäuren gelangen in alle Körperzellen und werden dort als „Baumaterial" vor allem für die äußeren Zellhüllen, die Zellmembranen genutzt. Und weil sie dort durch ihre vielen „Knicke" mehr Raum einnehmen als andere Fettsäuren (siehe Exkurs Seite 19ff.), lockern sie die Membranen auf und diese werden dadurch beweglicher. Das gilt nicht nur bei niedrigen Temperaturen, sondern genauso bei der Temperatur von 37 Grad Celsius im menschlichen Körper. Ist man gut mit hochungesättigten Omega-3-Fettsäuren versorgt, bestehen große Teile der Zellmembranen aus diesen Fettsäuren – und zwar bei allen Zellen. Dann sind zum Beispiel die Membranhüllen der Zellen in den Wänden der Blutgefäße flexibler. Das bedeutet, dass die Blutgefäße insgesamt beweglicher sind. Dasselbe passiert bei den Blutzellen, auch sie werden beweglicher. Das ist

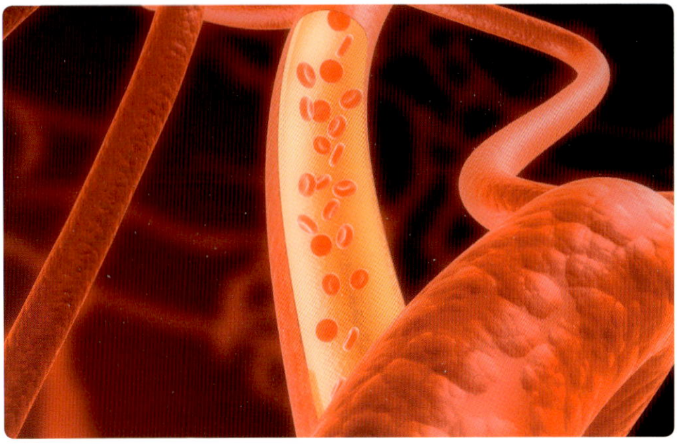

Blutzellen und Blutgefäße können durch Omega-3-Fettsäuren flexibler werden.

zum Beispiel bei den roten Blutkörperchen, den Erythrozyten, ganz besonders wichtig. Sie sind eigentlich zu groß für die allerkleinsten Blutgefäße, die Kapillaren, die Blut bis in die kleinsten und feinsten Gewebe hineinbringen sollen. Weil sich diese Erythrozyten aber zusammenrollen können, passen sie dennoch hindurch. Je mehr Omega-3-Fettsäuren die „Erys“ in ihren Außenmembranen enthalten, desto besser können sie sich einrollen. Dies sind schon zwei wichtige Faktoren, mit denen Omega-3-Fettsäuren dafür sorgen können, dass der Bluttransport im Körper überall gut ablaufen kann.

Sind dagegen die Zellen und die Gefäße durch zu viele falsche Fettsäuren starr und unbeweglich - zum Beispiel durch eine Ernährung mit viel fettem Fleisch, fetten Soßen, Fettglasuren auf Kuchen oder fetthaltigen Süßigkeiten etc. -, dann wird das Blut „dicker“. Die Blutzellen passen schlechter durch die Kapillaren. Die „Erys“ können sich nicht so klein zusammenrollen, die Blutgefäße können sich schlechter dehnen und schon können Versorgungslücken im Körper entstehen. Mit genügend Omega-3-Fettsäuren im gesunden Essen - zum Beispiel durch viele Lachsmahlzeiten oder Lachsöl als Kapseln zusätzlich genommen - ist das jedoch kein Problem.

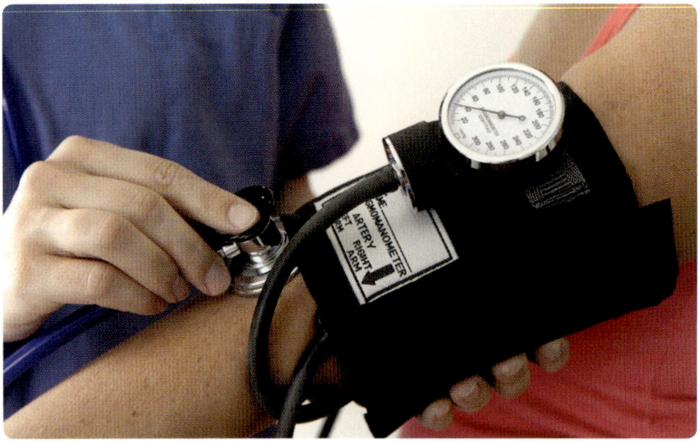

Omega-3-Fettsäuren können helfen, einen erhöhten Blutdruck zu normalisieren.

Das sind nur die ersten beiden wichtigen Eigenschaften, die Lachsöl für den Menschen so wertvoll machen. Es kann noch viel mehr für das Blut tun. Denn ein Faktor für zu „dickes“ Blut ist eine zu hohe Neigung zur Blutgerinnung. An der Blutgerinnung sind viele verschiedene Substanzen im Körper beteiligt. Auf einige davon können die Omega-3-Fettsäuren positiv einwirken, nämlich auf das Fibrinogen und den sogenannten Gerinnungsfaktor VIII. Somit sinkt die Bereitschaft der Blutplättchen (Thrombocyten) zum Verklumpen. Das Positive daran ist, dass weniger Blutgerinnsel im Blut entstehen als bei einer schlechten Versorgung mit hochungesättigten Omega-3-Fettsäuren. Das heißt ganz klar, das Blut bleibt flüssiger und die Gefahr ist verringert, dass ein solches Gerinnsel einen größeren Blutpfropf bildet und irgendwann ein kleines Gefäß verstopft, wie es zum Beispiel passiert, wenn es zu einem Herzinfarkt oder einem Schlaganfall kommt.

All dieses Können der Omega-3-Fettsäuren aus dem Lachsöl ist für das Blut allein schon gut. Doch Omega-3-Fettsäuren bewirken noch etwas sehr Interessantes: Durch weniger dickes Blut kann sich ein vorher erhöhter Blutdruck normalisieren. Man kann sich das etwa so vorstellen: Durch ein dünnes Rohr soll Sirup fließen. Das geht nur langsam und man muss viel Druck ausüben, damit die zähe, klebrige Flüssigkeit durch das Röhrchen hindurchgeht. Bei einem dünnflüssigen Saft dagegen geht der Transport viel leichter vonstatten, hier ist kein erhöhter Druck nötig, sondern es läuft ganz leicht, wie von selbst. Übertragen auf das Blut heißt das, dass dünnflüssigeres Blut mit wenig Neigung zur Gerinnselbildung, mit flexiblen Blutzellen und bei geschmeidigen Gefäßwänden einen erhöhten Blutdruck gar nicht nötig hat. Es läuft ganz leicht durch die dünnen Gefäße. Ein Lob dem Lachsöl und seinen „Omegas“!

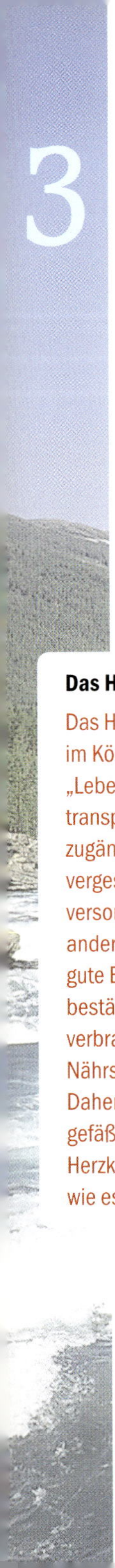

3 Lachsöl tut Herz und Gefäßen gut

Die hochungesättigten Omega-3-Fettsäuren aus Lachsöl halten also die Blutgefäße und die Blutzellen des Menschen flexibel und beweglich und helfen dabei, dass dünnflüssiges Blut einen erhöhten Blutdruck überflüssig macht. Das ist nicht nur für die Versorgung des Körpers gut, sondern auch für die Blutgefäße selbst. Natürlich ist eine erhöhte Beweglichkeit für sie besser, denn die Blutgefäße können so jede ganz normale Blutdruckschwankung besser verkraften. Wenn man sich nur vor Augen führt, wie hoch ein Puls bei sportlicher Betätigung, bei anstrengender körperlicher Arbeit oder allein durch Stress werden kann, versteht man, wie flexibel ein Gefäß sein muss. Ist dem nicht so, kann ein erhöhter Blutdruck oder auch ein ganz natürlicher, kurzzeitiger Anstieg des Drucks in den Blutgefäßen zu Schäden an den Gefäßwänden führen. Kleine Risse und Verletzungen können so entstehen. Damit die heilen können, liefert das Blut viele Stoffe an. Allerdings kann gerade das zu Schwierigkeiten führen, nämlich wenn zu viele ungesunde Fette im Blut enthalten sind (siehe Seite 31ff.). Wenn die Gefäße durch einen hohen Anteil an mehrfach ungesättigten Fettsäuren jedoch schön beweglich sind, dann gibt es derartige Schäden in den Gefäßwänden viel seltener.

Das Herz hat viele sehr feine Gefäße

Das Herz ist eines der wichtigsten Organe im Körper. Hat es doch die Funktion, den „Lebenssaft" Blut in alle Körperregionen zu transportieren – und wenn sie noch so unzugänglich sind. Eines wird dabei manchmal vergessen: Das Herz muss sich auch selbst versorgen. Und es braucht im Vergleich zu anderen Organen sogar eine besonders gute Blutversorgung, denn bei seiner beständigen und hohen Arbeitsbelastung verbraucht es besonders viel Sauerstoff, Nährstoffe und viele andere Substanzen. Daher ist das Herz mit vielen kleinen Blutgefäßen durchzogen, den sogenannten Herzkranzgefäßen oder den Koronararterien, wie es in der Fachsprache heißt.

Und nicht zuletzt das Herz profitiert von den Omega-3-Fettsäuren. Tagaus, tagein muss es das Blut durch den gesamten Körper pumpen. Was das genau bedeutet, machen die folgenden Zahlen klar: Bei einem sitzenden Menschen in Ruhe sind es etwa fünf Liter Blut pro Minute, die sein Herz aus sich heraustransportiert. Das ist die Menge, die in einen kleinen Kanister passt. Weitergerechnet ergeben sich daraus 300 Liter in einer Stunde, die das Herz verlassen. Das ist die Menge, die in etwa in zwei Badewannen passen würde. An einem Tag ergeben sich dann 7.200 Liter, das ist ein halber Tankwagen voll! Doch man ist ja nicht immer in Ruhe. Bei Aufregung oder körperlicher Anstrengung können es auch einmal dreißig Liter in der Minute sein. Das heißt, eine halbe Stunde Sport oder starker Stress lassen die Herzleistung massiv ansteigen: Da muss das Herz plötzlich mit etwa 900 Litern Blut fertig werden. Natürlich ist es für das „Hochleistungsorgan" Herz dabei ein großer Vorteil, wenn das Blut dünnflüssig ist. Ist dem nicht so, ist die Arbeit des Herzens viel schwerer. Um zähes, dickes Blut durch die Adern des Körpers zu pressen, muss eben mehr Kraft aufgewendet werden. Das tut dem Herzen nicht gut. Auf lange Sicht kann eine solche Belastung das Herz vergrößern und sogar restlos überfordern.

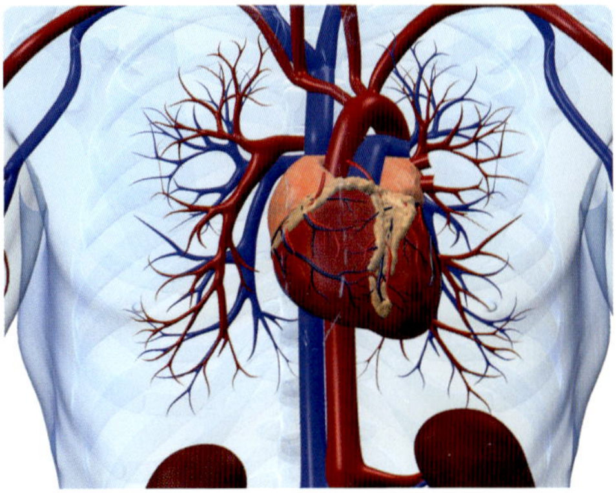

Das Herz ist ein überaus leistungsfähiges Organ!

Ein anderer hochwillkommener Vorteil der mehrfach ungesättigten Omega-3-Fettsäuren für das Herz ist die Wirkung auf den Herzrhythmus. Ab einem gewissen Alter spüren viele Menschen immer öfter, dass ihr Herz zwischendurch etwas aus seinem Takt zu geraten scheint. Wer die sogenannten mittleren Jahre um die fünfzig herum schon erreicht hat, wird das häufig bestätigen können. Diese kleinen Herz-Stolperer können sich recht unangenehm anfühlen und Ängste aufkommen lassen. Meist sind sie allerdings gesundheitlich unbedenklich. Jeder sollte sie medizinisch abklären lassen. Haben sie sich als harmlos herausgestellt, kann man versuchen, den kleinen „Arrhythmien" – wie es in der Fachsprache heißt – natürlich beizukommen, nämlich mit Lachsöl. Denn in wissenschaftlichen Untersuchungen hat sich immer wieder gezeigt, dass Lachsöl dem Herzen zu seinem regelmäßigen Rhythmus zurückhelfen kann.

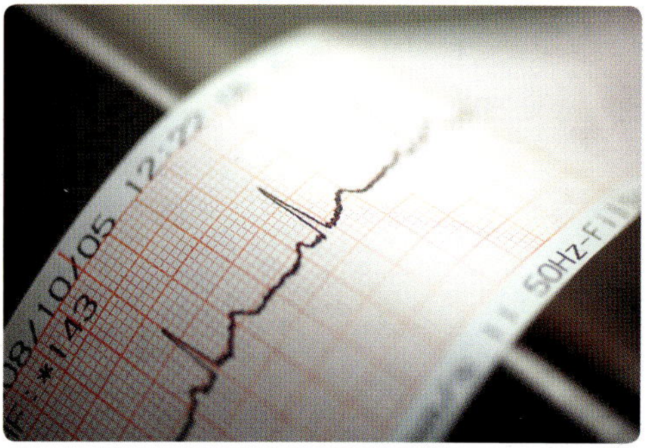

Ein Elektrokardiogramm (EKG) bringt Klarheit bei Herzrhythmusstörungen.

Es gibt noch mehr Gutes, was die „Omega-3er" für Herz und Gefäße tun können. So werden durch diese hochungesättigten Fettsäuren zum Beispiel die ungünstigen Blutfettwerte gesenkt: Die sogenannten Triglyceride und auf lange Sicht auch die Cholesterinwerte (LDL, HDL und gesamt) werden positiv beeinflusst. Eigentlich kann man das gar nicht recht glauben: Man nimmt über Lachsmahlzeiten oder Lachsölkapseln Fett zu sich – und im Blut nehmen die Fette ab! Doch es ist tatsächlich so. Wie die Omega-3-Fettsäuren das machen, ist wissenschaftlich allerdings noch nicht bis ins Detail geklärt. Ob sie die anderen Fette verdrängen, Verarbeitungsschritte blockieren oder andere Mechanismen dafür verantwortlich sind, konnte bisher noch nicht endgültig entschlüsselt werden. Tatsache ist aber, dass diese Effekte der gesunden Omega-3er in zahlreichen wissenschaftlichen Studien beobachtet wurden und somit als hinreichend belegt gelten können, auch wenn man noch nicht genau weiß, wieso das passiert. Das besonders Positive an dieser Wirkung der Omega-3-Fettsäuren ist, dass es sich bei Cholesterin und den Triglyceriden ja um Risikofaktoren handelt, die zur gefürchteten Verkalkung (Arteriosklerose) und ihren schlimmen Folgen wie Herzinfarkt und Schlaganfall führen können.

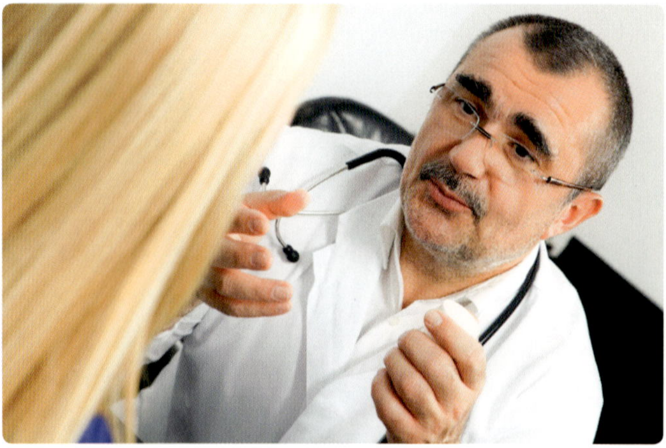

Wer Probleme an seinem Herzen bemerkt, sollte unbedingt mit einem Arzt darüber sprechen.

Cholesterin – ein lebensnotwendiger Stoff mit Risikopotenzial

Die meisten Menschen wissen, dass Cholesterin ungesund ist. Schlecht für das Herz, schlecht für das Blut, schlecht für die Gefäße, denn irgendwie soll es durch Cholesterin zur Gefäßverkalkung (Arteriosklerose) kommen. Das ist richtig und falsch zugleich. Cholesterin ist tatsächlich an der fatalen Kaskade beteiligt, die in den Blutgefäßen ablaufen kann und schließlich zur Gefäßverkalkung führt. Denn „Verkalkung" heißt hier, dass sich an den Wänden der Blutgefäße von innen Cholesterin - und noch manches mehr - ablagert und es damit die Gefäße immer enger und auch starrer werden lässt. Wie schon im vorherigen Kapitel erläutert, kann das Blut dann große Schwierigkeiten haben, die verengten Gefäße zu durchfließen, besonders wenn es „dick“ ist und gar größere Blutgerinnsel enthält. Im schlimmsten Fall kann es dadurch soweit kommen, dass ein Herzinfarkt oder ein Schlaganfall entsteht. Denn wenn enge Versorgungskapillare im Herzen oder im Gehirn durch ein Blutgerinnsel verschlossen werden, wird das Gewebe, das dahinter liegt und eigentlich durch das jetzt verschlossene Gefäß frisches Blut mit Nährstoffen und Sauerstoff bekommen sollte, gar nicht mehr versorgt. Je nachdem, wie lange der Verschluss eines solchen Gefäßes anhält, kann das Gewebe absterben und es entstehen nicht mehr gutzumachende Schäden, wenn nicht sogar das Herz ganz aufhört, zu schlagen, oder das Gehirn seine Arbeit gar nicht mehr tun kann!

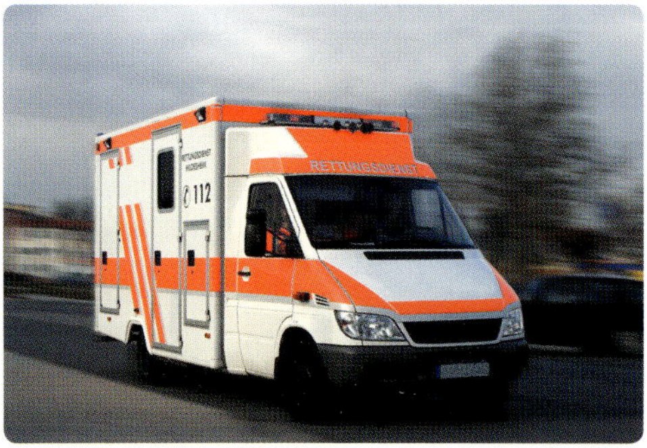

Herzinfarkt? Schlaganfall? So weit sollte es nicht kommen!

Doch das ist eben nur die schlechte Seite des Cholesterins. Es gibt auch viele gute. Cholesterin ist nämlich unter bestimmten Bedingungen auch in der Lage, die Verkalkungen (die sogenannten arteriosklerotischen Plaques) wieder zu verlassen oder Hormone zu bilden, ohne die der Körper nicht richtig zu regulieren wäre. Cholesterin kann zu Vitamin D werden, das hilft, Knochen und Zähne gesund zu erhalten. Cholesterin wandelt sich außerdem zu Gallensäuren um, damit Fette aus der Nahrung überhaupt verdaut werden können. Und nicht zu vergessen, Cholesterin ist – genau wie die Omega-3-Fettsäuren auch – ein ganz wichtiger Bestandteil in jeder Zellmembran, also den Außenhüllen der Zellen. Alle diese Aufgaben des Cholesterins sind lebensnotwendig für den gesunden Menschen. Leider werden alle diese guten Funktionen des Cholesterins mit beeinträchtigt, wenn man es im Körper wegen seiner schlechten Eigenschaften bekämpft.

Also muss hier - wie so oft - der „goldene Mittelweg" eingeschlagen werden. Es kommt auf das Verhältnis zwischen guten und schlechten Eigenschaften an, zwischen gutem Cholesterin und schlechtem Cholesterin. Das gute Cholesterin ist das sogenannte HDL-Cholesterin. Es ist tatsächlich in der Lage, das Cholesterin aus den arteriosklerotischen Plaques wieder herauszulösen und zu entsorgen. Es kämpft also gegen die Arteriosklerose an! Das schlechte Cholesterin ist das sogenannte LDL-Cholesterin, das an dem Aufbau der Verkalkungen beteiligt ist. Auf dieses Cholesterin muss man besonders achten.

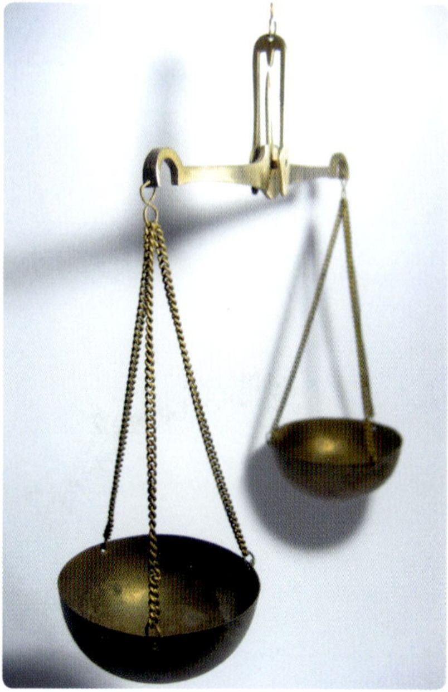

Wenn jemand sehr viel gutes HDL-Cholesterin im Blut hat, darf er auch einen höheren Wert an schlechtem LDL-Cholesterin haben, denn die beiden gleichen sich ja in ihren negativen und positiven Wirkungen auf die Arteriosklerose aus. Umgekehrt gilt aber: Ist der HDL-Wert niedrig, muss auch der LDL-Wert niedrig sein, sonst nimmt die Verkalkung ihren Lauf. Es ist wie bei einer Pendel-Waage bei der auf beiden Waagschalen gleich viel liegen muss, damit sie in Balance ist.

Lachsöl mit seinen vielen hochungesättigten Omega-3-Fettsäuren ist in der Lage, das positive HDL-Cholesterin zu fördern, mitsamt dessen Fähigkeit, der Verkalkung entgegenzuwirken. Wenn man dann noch die anderen Wirkungen der Omega-3er bedenkt, erstens das Blut dünnflüssig und zweitens die Blutzellen und -gefäße beweglich zu halten, kann Lachsöl in der Ernährung für den Erhalt der Gesundheit von Herz, Blut und Gefäßen enorm viel leisten!

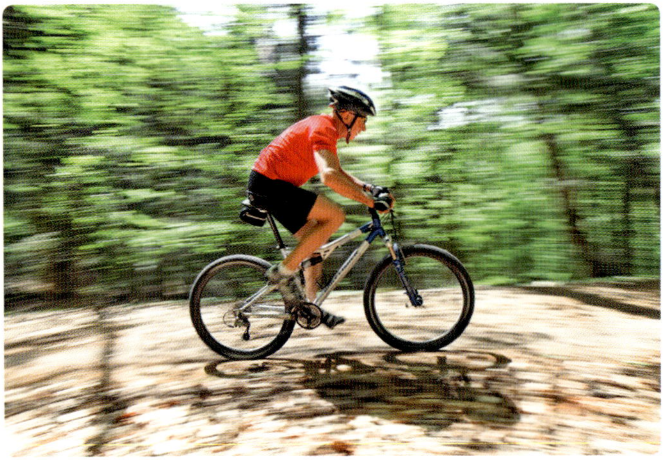

Das Immunsystem stabilisieren mit Omega-3-Fettsäuren

4

Es gibt noch mehr zu berichten über das Können der Omega-3-Fettsäuren: Sie haben neben den vielen schon genannten positiven Eigenschaften und gesunden Vorzügen außerdem eine bedeutende Funktionen im Immunsystem: Sie nehmen Einfluss auf Entzündungsreaktionen und deren Regulation, also ihrem Entstehen und Abklingen im Körper.

Das Feuer der Entzündung

Der Mediziner sagt zu Entzündung „Inflammation". Wenn man sich diesen Begriff ansieht, der das Wort „Flamme" ja enthält, dann weiß man schon, was diese Körperreaktion für unschöne Folgen haben kann. Und jeder kennt es aus eigener Erfahrung: Hat sich etwas entzündet, dann ist es heiß, rot, geschwollen und tut weh, vielleicht sogar so sehr, dass der betroffene Körperteil nur eingeschränkt oder lieber gar nicht mehr benutzt wird. Wenn die Entzündung akut ist, dann spürt man es besonders deutlich und sagt es auch: Es brennt!

Das ist so, weil die ungesättigten Fettsäuren Ausgangsstoff für sogenannte Eicosanoide sind. Diese Signalstoffe können in jeder Zelle des menschlichen Körpers gebildet werden. Es sind hormonartige Substanzen, die im Immun- und Nervensystem zentrale Aufgaben haben. Bei Entzündungen, Allergien, Schmerzempfindungen und auch bei der Blutgerinnung arbeiten sie mit. Schon daran kann man ihre immense Bedeutung erkennen. Manche dieser Eicosanoide fördern die genannten körperlichen Reaktionen und andere bremsen sie. Bei diesen Stoffen ist es also ähnlich wie beim Cholesterin: Auf das Verhältnis kommt es an! Die Bremser und die Förderer sollten sich die Waage halten. Wenn es im Körper viele Eicosanoide gibt, die Entzündungen fördern, und nur wenige, die sie bremsen, dann gibt es bei dem betroffenen Menschen eine erhöhte Tendenz, Entzündungen auszubilden, die auch recht lange anhalten können. Ist das Verhältnis der fördernden und hemmenden Eicosanoide andersherum, dann gibt es durchaus Entzündungen im Körper, aber das Immunsystem kann besser damit umgehen und der Körper ist sie meist schneller wieder los.

Die notwendigen Fettsäuren für die Bildung aller Eicosanoide werden aus den Membranen der Körperzellen herausgelöst. Und genau an dieser Stelle entscheidet sich schon, wie viele von welchen Eicosanoiden es geben wird. Denn aus der in den Membranen vorkommenden Omega-3-Fettsäure EPA (Eicosapentaensäure), die ja im Lachsöl enthalten ist, entstehen die Eicosanoide, die Entzündungen bremsen können. Aus anderen Fettsäuren, zum Beispiel der Arachidonsäure, einer Omega-6-Fettsäure, entstehen entzündungsfördernde Eicosanoide. Arachidonsäure kommt in großen Mengen in fettem Fleisch und fetthaltigen Wurstprodukten vor. Ist die Ernährung also fleisch- und wurstreich, wird die Konsequenz daraus sein, dass Arachidonsäure häufig in den Membranen der Körperzellen vorkommt.

Exkurs

Arachidonsäure, eine Omega-6-Fettsäure

In dem Exkurs auf Seite 19ff. ist beschrieben, woher die Omega-3-Fettsäuren ihren Namen haben: Ihre erste Doppelbindung – vom Ende des Fettsäure-Kettenmoleküls aus betrachtet – steht an der dritten C-Atom-Perle. Davon kann man leicht ableiten, wie Omega-6-Fettsäuren aussehen müssen: Natürlich liegt dort die erste Doppelbindung – wieder vom hinteren Ende aus gezählt – an der sechsten C-Atom-Perle.

Auch Omega-6-Fettsäuren sind für die Menschen essenziell. Doch bei dieser Fettsäureform liegen die Dinge ganz anders als bei den Omega-3ern: Von Omega-6-Fettsäuren bekommt der Mensch über seine heutige Ernährung meist zu viel. Denn Omega-6er sind in großen Mengen in tierischen Produkten zu finden. Besonders problematisch ist dabei die Arachidonsäure, weil sie direkt in entzündungsfördernde Eicosanoide umgewandelt werden kann. Pflanzliche Omega-6-Fettsäuren, wie beispielsweise die Linolsäure aus Sonnenblumen-, Weizenkeim- oder Distelöl, sind hingegen eher günstig. Sie werden im Körper nur in geringem Maße in die unerwünschte Arachidonsäure umgewandelt.

Wenn deutlich weniger von der Omega-3-Fettsäure EPA als von der Omega-6-Fettsäure Arachidonsäure in den Zellmembranen vorkommt, wird auch das Verhältnis der daraus entstehenden Entzündungsstoffe dementsprechend sein. Das heißt, es wird viel öfter die häufige Arachidonsäure aus den Zellmembranen herausgelöst und zu entzündungsfördernden Eicosanoiden umgebaut werden. Und viel seltener wird EPA die Zellmembranen verlassen können, um zu entzündungshemmenden Eicosanoiden zu werden. Hinzu

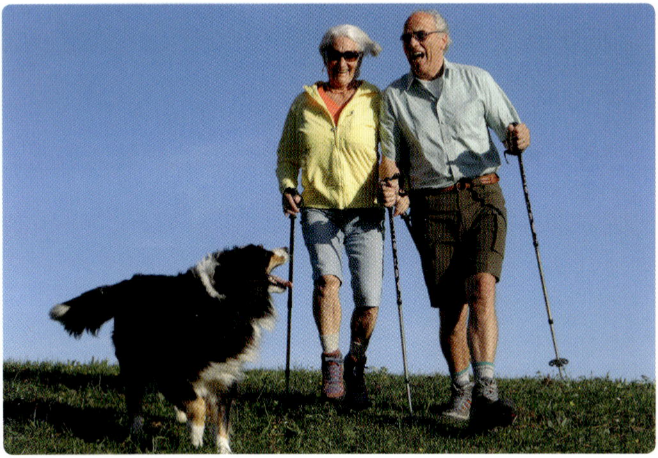

kommt noch, dass die Umwandlung der Fettsäuren zu den hormonartigen Signalstoffen an denselben Stellen in den Zellen geschieht. Das bedeutet, dass EPA und Arachidonsäure bei der Umwandlung miteinander konkurrieren müssen. Die sowieso schon häufiger vorliegende Arachidonsäure hat bei diesen Schritten leider einen enormen Vorteil: Weil sie häufiger vorhanden ist, behindert sie die erwünschte Umwandlung von EPA. Und damit liegen bei einer arachidonsäurereichen Ernährung mehr Entzündungsförderer als Entzündungshemmer vor und der betroffene Mensch leidet öfter und länger als Gesunde unter Entzündungen.

Damit keine Missverständnisse aufkommen: Entzündungen sind nicht immer schlecht. Sie sind ein wichtiges Werkzeug im gut funktionierenden Immunsystem. Jeder Mensch kennt das aus eigener Erfahrung. Wenn man sich zum Beispiel einen Splitter in den Finger eingerissen hat, der sich nicht herausziehen lässt, dann ist es gut, dass sich das Gewebe entzündet, um den Fremdkörper Splitter abbauen zu können. Wenn das nicht klappt, bildet sich Eiter um den Splitter herum. Irgendwann kann der Eiter mitsamt dem Splitter einen Weg nach außen finden. So ist es auch bei vielen anderen kleinen und großen Verletzungen gut, dass das Immunsystem die Fähigkeit zur Entzündung hat. Denn die Entzündung ist eine Körperreaktion, die bei der Abwehr von Fremdstoffen und Infektionen hilft und zurück zur Gesundheit führen soll. Aber zu viele, zu häufige oder zu heftige Entzündungen sind eine überschießende Reaktion des Immunsystems. Das kann der Gesundheit eher schaden als nutzen. Es können sich sogar Krankheiten erst richtig entwickeln, die ohne diese fatale Eigenschaft der Entzündungsneigung vielleicht niemals so schlimm geworden wären. Beispiele für solche Krankheiten sind unter anderem Allergien, bestimmte Formen von Rheuma, viele Gelenkprobleme, manche Darmerkrankung (Colitis ulcerosa und Morbus Crohn) und selbst bei Herz-Kreislauf-Erkrankungen spielen chronische Entzündungen eine wichtige Rolle. Das Tückische an diesen Entzündungen ist, dass sie oft gar nicht wahrgenommen werden: Die Betroffenen gewöhnen sich an die langsam schlechter werdende Gesundheit und merken erst viel zu spät, dass schon früher etwas hätte getan werden können.

Die Entzündungsneigung senken

Wer seine Entzündungsneigung senken möchte, um dem damit in Verbindung stehenden Unbill weitmöglichst auszuweichen, muss also dafür sorgen, dass seine Zellmembranen im Körper möglichst hohe Anteile an den gesunden, hochungesättigten Omega-3-Fettsäuren EPA und DHA enthalten. Das lässt sich langfristig nur über eine gesunde Ernährung mit dieser Fettsäure schaffen. Man sollte also den Anteil an Lachsmahlzeiten erhöhen. Am besten geschieht das schrittweise, beginnend mit einer Lachsmahlzeit in der Woche. Mit der Zeit kann man auf zwei bis dreimal Lachs pro Woche steigern. Zu Beginn dieser Umstellung reichen die gesunden Fette dann natürlich noch nicht aus. Daher sollte man überlegen, zusätzlich Lachsöl in Kapselform einzunehmen. Auch dann, wenn es nicht gelingt, Lachs häufiger auf den Teller zu bringen, stellen solche Kapseln eine wertvolle Alternative dar.

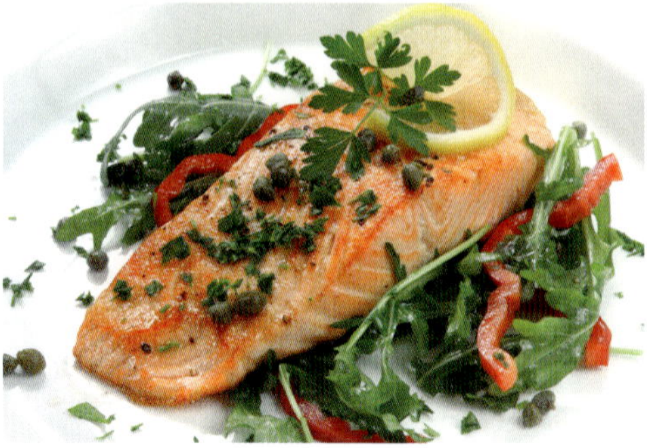

Gleichzeitig sollten die Lieferanten für die entzündungsfördernde Arachidonsäure immer seltener auf den Tisch kommen. Und auch hier muss langsam begonnen werden, die „Übeltäter“ zu eliminieren. Denn radikale Änderungen in der Ernährung funktionieren meist nicht, da sich der Geschmack und die damit in Verbindung stehenden Gelüste nur langsam ändern. Es empfiehlt sich also, zuerst nur „unsichtbar“ zu arbeiten. Da wird die Butter beim Braten und Abschmecken durch schmackhaftes Olivenöl ersetzt, der Kuchen ohne Fettglasur gewählt, der Salat mit Leinöl statt Sonnenblumenöl angemacht, und statt der fetten Rinderbrühe in der Suppe eine geschmacklich intensive Gemüsebrühe eingesetzt – und natürlich öfter Fisch statt Fleisch gegessen!

15 Praxistipps gegen zu viele Entzündungsförderer

1. Ersetzen Sie immer mal wieder eine Fleischmahlzeit durch eine Fischmahlzeit, am besten mit Lachs.
2. Erhöhen Sie Ihren Anteil an den Omega-3-Fettsäuren EPA und DHA, am einfachsten und effektivsten durch Lachsölkapseln, die Sie täglich einnehmen.
3. Essen Sie nur selten Eier, und wählen Sie beim Eierkauf jene mit einem erhöhten Omega-3-Anteil.
4. Bevorzugen Sie beim Fleischessen mageres Fleisch und Geflügel (Pute, Truthahn und Hühnchen).
5. Essen Sie hin und wieder fleischlos. Probieren Sie würzige Schmorgemüse, leichte Gemüsepfannen, sättigende Eintöpfe mit Linsen oder Bohnen, bunte Salate und auch Sojagerichte. Das, was Ihnen schmeckt, kommt später öfter auf den Tisch.
6. Ersetzen Sie bei Wurst die fettreichen Sorten (zum Beispiel Leberwurst, Schinkenspeck, Teewurst, Fleischwurst) durch Bratenaufschnitt, Frischwurst, Kochschinken und Sülze.
7. Essen Sie bei Käse eher die weniger fetten Sorten, zum Beispiel Hüttenkäse oder Frischkäse.
8. Richten Sie Ihr Essen mit Kräutern und Gewürzen an, verzichten Sie dafür auf fertige Bratensoßen, Brühwürfel und fettige Bratenfonds.
9. Ersetzen Sie Butter beim Kochen und Braten generell durch Olivenöl.
10. Lassen Sie sich beim Kauf Ihres Olivenöls Zeit, probieren Sie vielleicht vorher, welches Ihnen schmeckt. Wenn das im Laden nicht möglich ist, dann fragen Sie bei Freunden nach, wer ein gutes Öl kennt. Denn wenn das Öl einen zu starken Eigengeschmack hat, den Sie nicht mögen, dann werden Sie es nicht zum Kochen verwenden.

11. Ersetzen Sie süße und saure Sahne, Crème fraîche oder Schmand gegen Hafersahne, Joghurt oder entsprechende Soja-Produkte.

12. Essen Sie statt Schokoriegeln oder Keksen frisches Obst, Nüsse (Studentenfutter) oder frischen Joghurt.

13. Machen Sie Salate mit Ihrem hochwertigen Ölivenöl an oder gönnen Sie sich dafür hin und wieder frisch gepresstes Leinöl. Frisches Leinöl muss unbedingt im Kühlschrank aufbewahrt und baldmöglichst aufgebraucht werden. Es wird sehr schnell ranzig und schmeckt dann nicht mehr.

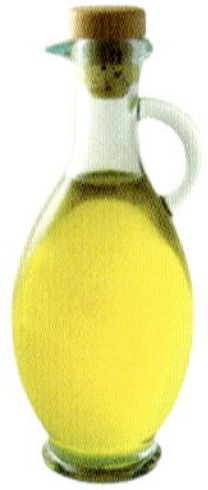

14. Bevorzugen Sie zum Nachmittagskaffee mit Obst belegte Tortenböden, verzichten Sie auf Sahne, Torten und Schokoüberzüge.

15. Ziehen Sie beim Frühstück immer öfter frisches Obst, Marmeladen und Konfitüren den dicken, fetthaltigen Schoko-Pasten vor.

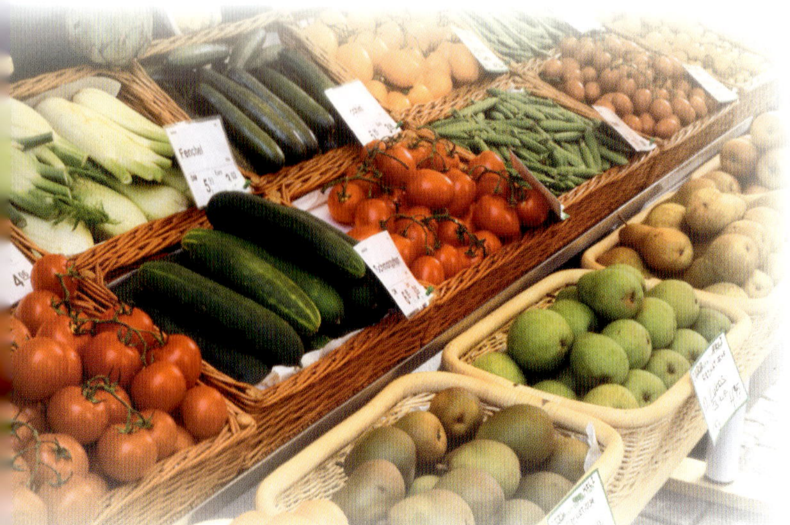

5

Mit Lachsöl die gesunde Haut unterstützen

Die meisten Menschen machen sich nicht klar, wie wichtig die Haut für die Gesundheit ist. Dabei hat sie eine Vielzahl bedeutender Aufgaben, die sie jeden Tag klaglos erfüllt. Erst wenn es Probleme mit der äußeren Hülle gibt, lernen die Betroffenen sehr schnell wieder, dieses wichtige Organ zu schätzen.

Allem voran ist die Haut tatsächlich eines: die Begrenzung des Menschen nach außen, seine Hülle. Und die hat es in sich. Beim Erwachsenen entwickelt sie etwa eine Gesamtfläche von anderthalb bis zwei Quadratmeter, das ist die Größe eines Einzelbettes. Jeder weiß, dass die Haut enorm dehnbar ist und diese Fläche deutlich größer sein kann. Am auffälligsten ist das in der Schwangerschaft, wenn der Bauchumfang der Frauen in wenigen Monaten deutlich zunimmt – und sich nach der Geburt auch sehr schnell wieder verkleinert. Eine großartige Leistung! Genauso ist es bei Übergewicht. Auch dabei dehnt sich die Gesamtfläche der Haut deutlich aus. Allerdings ist die vollständige Rückentwicklung der Hautfläche nach dem Abnehmen leider nicht immer gegeben, insbesondere dann nicht, wenn sehr viele Kilos in kurzer Zeit abgenommen wurden.

Die vielen Funktionen der Haut

- Begrenzung des Menschen nach außen
- Schutz vor Infektionen
- Schutz vor Sonneneinwirkung (Bräunen)
- Schutz vor Austrocknung
- Regulation der Körpertemperatur (Schweißproduktion)
- Sinnesaufnahme als Wahrnehmung von Oberflächen, Gegenständen etc. (haptisch)
- Schmerzwahrnehmung
- Wahrnehmung von Berührung
- Druckwahrnehmung
- Wahrnehmung von Vibrationen
- Temperaturwahrnehmung
- Soziale Funktion zur Kommunikation und Präsentation (optisch und mit Duftstoffen im Schweiß)

Neben ihrer Fläche ist auch das Gewicht der Haut erwähnenswert: Bei einem erwachsenen Menschen kann sie bis zu zehn Kilo wiegen. Das liegt daran, dass die Haut aus mehreren Schichten besteht, der dünnen Oberhaut, der an manchen Stellen sehr dicken Lederhaut, die für die Ernährung der Haut zuständig ist, und der Unterhaut, die auch das Fettgewebe enthält.

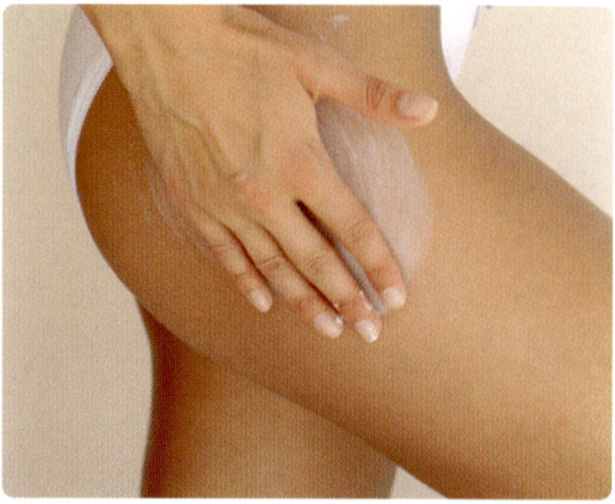

Die wichtigste Bedeutung hat die Haut jedoch natürlich auf anderen Gebieten: Sie ist für den Menschen ein sehr wirksamer Schutzschild nach außen. Ist die Haut intakt, haben Bakterien und Pilze oder andere Krankheitserreger keine Chance auf ein Durchkommen. Auch viele Chemikalien hält die Haut aus – zumindest eine gewisse Zeit lang. Man denke da nur an Schmieröl oder andere hartnäckige Verschmutzungen. Alles lässt sich von der Haut wieder abwaschen. Mit Reinigungsmitteln, die ebenfalls nicht durch die Haut gehen. Und wenn man dafür noch viel schrubben muss, gar mit einer harten Bürste, dann merkt man wiederum, wie widerstandsfähig die Haut ist, denn auch das hält sie eine Weile lang aus.

Die Liste weiterer Schutzfunktionen ist noch lang. Die Haut schützt vor der Sonne und hat dafür die Fähigkeit, sich zu bräunen, sie schirmt vor Wärme und Kälte ab, reguliert die Körpertemperatur durch die in ihr liegenden Schweißdrüsen, bietet Schutz vor Druck durch das eingelagerte Fett und Schutz vor Vertrocknen durch Talgdrüsen, die Fett produzieren, um die Haut geschmeidig und gesund zu halten. Und die Haut ist das größte Sinnesorgan des Menschen. Sie ist durchsetzt mit Nerven, die von der zartesten Berührung bis zum härtesten Schlag alles registrieren.

Und da gibt es noch eine interessante und vielleicht merkwürdige Sache, die die menschliche Haut kann: Vor allem die Gesichtshaut des Menschen kann in unangenehmen oder peinlichen Situationen erröten. Wie sie das macht, ist bekannt, es funktioniert durch eine verstärkte Durchblutung. Doch warum das passiert, liegt im Dunkeln. Warum hat der Mensch diese fast unwillkürliche Fähigkeit des Errötens bei inneren, emotionalen Vorgängen über die Jahrtausende hin entwickelt und erhalten? Denn der betroffene Mensch selber empfindet dieses Erröten meist als noch unangenehmer als die peinliche Situation. Eine Form der Kommunikation, die nicht mit dem Willen beeinflussbar ist? Noch kein Wissenschaftler hat das wirklich enträtseln können.

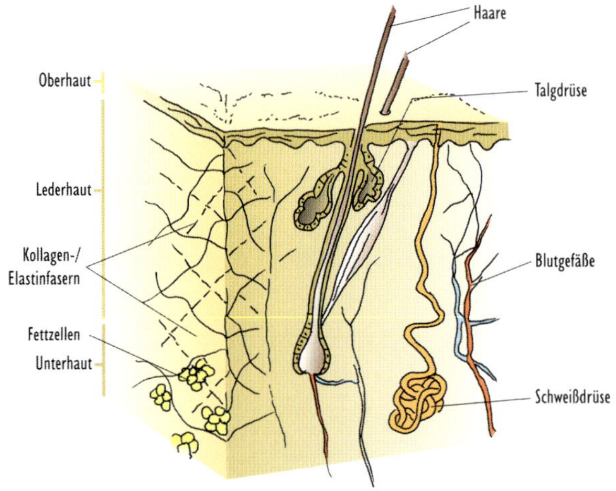

Die Haut ist in drei Schichten aufgebaut: die Oberhaut, die Lederhaut und die Unterhaut.

Und es gibt noch eine Form der Kommunikation über die Haut, die nicht dem Willen unterliegt: Die aus den in der Haut liegenden Schweißdrüsen abgegebene Flüssigkeit ist nicht nur für die Kühlung der Haut gut, sie enthält auch chemische Substanzen, sogenannte Pheromone, die über die Nase anderer Menschen unterbewusst wahrgenommen werden. Wie man inzwischen herausgefunden hat, sind diese unmerklichen Duftstoffe für die richtige Partnerwahl von Bedeutung. Natürlich sollte niemand diese zarten Duftstoffe mit dem verwechseln, was an „Duft" passiert, wenn die Körperhygiene einmal vernachlässigt wird ...

Die Stellen der Haut, die meist nicht von Kleidung bedeckt sind, haben außerdem noch eine Vorzeigefunktion. An diesen Stellen „präsentiert" sich der Mensch anderen Menschen. Allem voran ist das natürlich die Gesichtshaut, aber auch die Haut der Hände ist hier wichtig. Es kommt also nicht von ungefähr, dass diese beiden Hautpartien besondere Beachtung in der Kosmetikindustrie finden, denn Mann und Frau, egal welchen Alters, wollen schön sein und sich anderen gepflegt und attraktiv präsentieren.

Da sind dann gereizte und gerötete Stellen unerwünscht. Hinter solchen Erscheinungen steckt immer auch eine Entzündungsneigung. Ist sie groß, so zeigt die Haut öfter einmal gerötete oder gar schuppige Stellen. Auch die Rötungen von Mitessern und Pusteln in der Gesichtshaut werden von einer erhöhten Entzündungsneigung gefördert. So kann man also mit hochungesättigten Omega-3-Fettsäuren auch etwas Gutes für das Repräsentationsorgan Nummer eins, die Haut, tun und unnötigen Rötungen und Entzündungen entgegentreten. Sogar bei der inzwischen sehr weit verbreiteten Neurodermitis und der Schuppenflechte (Psoriasis) können mit den gesunden Fettsäuren aus Lachsöl Verbesserungen erzielt werden. Die bei diesen Erkrankungen häufig schuppigen oder gar nässenden oder eitrigen Hautareale können von zusätzlichen Gaben von Lachsöl profitieren. Allerdings sind die dafür notwendigen Mengen nicht über drei Lachsmahlzeiten zu erreichen. Dann helfen Lachsöl-Kapseln, die es ermöglichen, auch mehrere Gramm des gesunden Öls zu sich zu nehmen und so hartnäckigen Entzündungen ein Stück beizukommen.

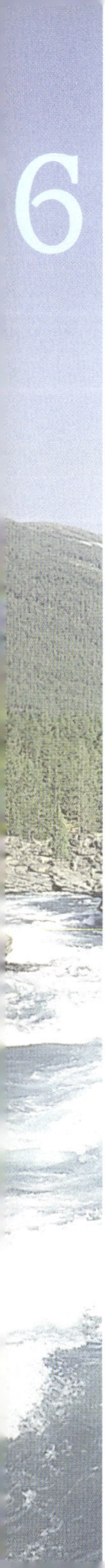

6

Omega-3-Fettsäuren – für das Gehirn unerlässlich

Zellmembranen haben, obwohl sie sehr klein und dünn sind, eine enorme Bedeutung für die menschliche Gesundheit. Dabei kommt es natürlich auch auf die Zusammensetzung dieser Membranen an, besonders auf ihren Gehalt an essenziellen Fettsäuren. Einige Beispiele dafür sind ja schon auf den vorherigen Seiten dieses Buches genannt worden. Eine sehr wichtige Funktion der Membranen wurde bisher jedoch noch nicht erwähnt. Sie betrifft ein körperumspannendes System von herausragender Bedeutung: das Nervensystem mit Gehirn und Rückenmark.

Membranen im Nervensystem liefern einen wesentlichen Beitrag zum Denken, Fühlen, Riechen, Schmecken, Hören und nicht zuletzt beim Sehen sind sie unersetzlich. Warum das so ist, ist schnell erklärt: Die meisten Nervenzellen in Kopf, Rückenmark und Körper sind von sogenannten Gliazellen begleitet. Diese Zellen sind als Gerüstsubstanz für den Halt der Nervenzellen wichtig und sie sind Ernährer und Unterstützer der Nerven und ihrer Funktion. Manche dieser Gliazellen wickeln sich dafür mit ganz vielen Schichten um die Nervenzellen herum auf. Dabei müssen sie also besonders viele Zellmembranen produzieren, denn sie vergrößern ihre Zellaußenhülle um ein Vielfaches. Das bedeutet nicht, dass die Zellen insgesamt riesengroß werden, sondern die Zellen wickeln ihre große Hülle mehrfach um die Nervenzelle herum auf. Ihr Zellinneres bleibt dabei sogar extrem klein und dünn. Wenn man eine solche Gliazelle von ihrer Nervenzelle „abwickeln“ würde, dann hätte man also einen sehr langen, sehr dünnen, gefüllten Schlauch vor sich, der hauptsächlich aus Membranen besteht.

Die Membranen dieser „Wickel-Gliazellen“ unterscheiden sich ein wenig von denen der anderen Zellen, denn sie sind viel fettreicher.

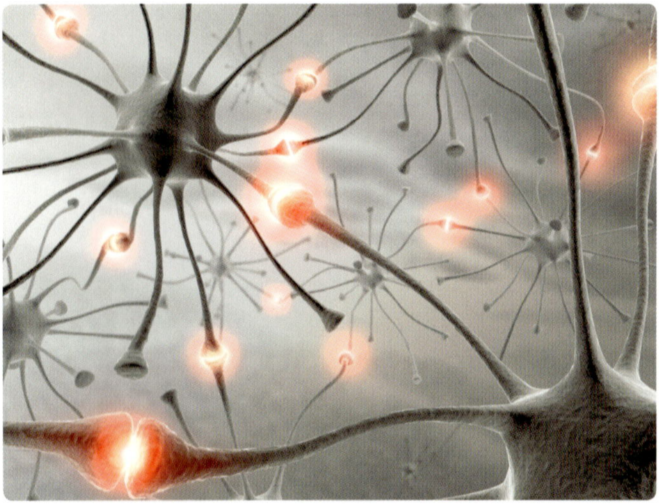

Nervenzellen gehen untereinander Verbindungen ein, über die sie „Signale" weitergeben und so ein großes Netz bilden.

Man nennt diese Gliamembranen auch Myelin und daher werden die Umwicklungen um die Nervenzellen Myelinscheiden genannt. Wenn besonders viel Myelin im Nervengewebe vorkommt, dann wirkt es weißlich. Daher kommt auch die Bezeichnung „weiße Substanz" im Gehirn: In jenen Gehirnbereichen produzierten die umwickelnden Gliazellen besonders viel Myelin-Membranen. Wird weniger davon produziert, so wirkt das Gewebe grau und ist also das Kennzeichen der „grauen Substanz" des Gehirns. Hier hat natürlich der Ausspruch „Streng doch mal deine kleine graue Zellen an!" seinen Ursprung, mit dem man sein Gegenüber auffordert, noch einmal nachzudenken – also sein Gehirn zu nutzen.

Der Vorteil der Umwicklung der Nervenzellen durch die begleitenden Gliazellen lässt sich in der Funktion der Nerven entdecken. Nerven nehmen die Wahrnehmungen und Empfindungen von allen fünf menschlichen Sinnen auf und leiten sie weiter. Das tun sie als ganz feine elektrische Signale. Man kann es auch technisch ausdrücken und sagen: In Nervenzellen fließt ein kleiner Strom. Dieser Strom wird von einer Nervenzelle zur nächsten weitergesendet, bis er schließlich im Gehirn ankommt, dort als eine Empfindung ins Bewusstsein dringt und gegebenenfalls eine Reaktion hervorruft.

Exkurs

Die Arbeit der Nerven – zwei Beispiele

Um die enorme Leistungsfähigkeit der Nerven im menschlichen Körper und die rasante Geschwindigkeit ihrer Übertragungsarbeit zu veranschaulichen, eignen sich zwei Beispiele besonders gut. Erstens einmal natürlich das schnelle Wegziehen der Finger, wenn man etwas allzu Heißes berührt hat, eine Herdplatte zum Beispiel oder kochendes Wasser. Das geht so schnell, dass man im Nachhinein selbst darüber nur dankbar staunen kann, dass und wie der Körper es schafft, einen derart schnellen Schutzmechanismus auszuführen. Der wichtigste Hintergrund für die unglaubliche Geschwindigkeit dieser Bewegung ist, dass der Körper bei seiner Reaktion auf die Arbeit seines Gehirnes verzichtet: Die von den Fingern aufgenommene Meldung „Zu heiß!" wird über die Nerven von den betreffenden Fingern durch die Hand, durch Unter- und Oberarm nur bis zum Rückenmark in der Wirbelsäule geleitet. Und von dort kommt dann postwendend der Befehl auf dem gleichen Weg zurück an Hand und Arm „Weg davon!" Einen solchen Bewegungsablauf, der ohne Gehirnbeteiligung über das Rückenmark gesteuert wird, nennen die Mediziner Reflexbogen. Man muss sich vor Augen halten, dass der Weg von den Fingerspitzen bis zur Wirbelsäule und zurück beim Erwachsenen je nach Körpergröße bis zu zwei

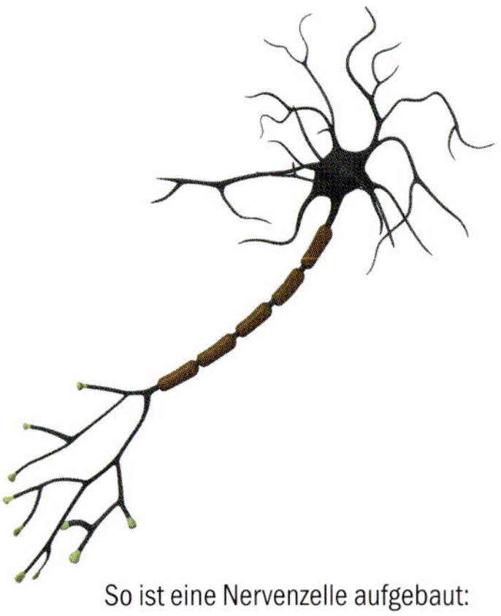

So ist eine Nervenzelle aufgebaut: Ihr Körper (oben, dick) bildet viele kurze und einen langen Fortsatz aus. Letzterer ist von viel Myelin umwickelt.

volle Meter ausmachen kann. Die elektrischen Signale der Registrierung „heiß“ bis zurück zur Wegbewegung müssen also diese zwei Meter in einem Sekundenbruchteil hin- und hertransportiert worden sein. So schnell können Nerven arbeiten!

Beim zweiten Beispiel ist das Gehirn durchaus beteiligt: Es geht darum, einen großen Nagel in einen Holzbalken zu schlagen. Dabei ist es der Person mit dem Hammer aus irgendwelchen Gründen nicht möglich, den Nagel selber zu halten. Ein Helfer muss das tun. Der hat aber in vergangenen ähnlichen Situationen bereits schmerzvoll erlebt, dass sein Kollege mit dem Hammer nicht gut zielen kann, er haut auch öfter einmal daneben. Was passiert? Der Helfer hält den Nagel, doch sobald der Hammer niederfährt, kann es sein, dass er seine Hand, mit oder ohne Nagel, wegzieht, weil er sich vor dem Schmerz fürchtet. Auch diese Bewegung geht recht schnell und fast unwillkürlich. Das Gehirn liefert dabei aber wichtige Beiträge: Die Erinnerung an die Schmerzen in der Vergangenheit und die aktuelle „Berechnung“, wann der Hammer auf die Helferfinger – oder doch den Nagel? – treffen wird. Hierbei sind auch mit Gehirnverschaltungen sehr schnelle Reaktionen möglich.

Für die Weiterleitung der kleinen „Strom-Informationen“ müssen Nerven, wie jedes normale Stromkabel auch, nach außen isoliert sein. Diese Isolation leistet die Myelinscheide der Gliazellen aus den vielen aufgewickelten Membranschichten. Und einen weiteren Vorteil hat diese Isolation: Sie kann sicherstellen, dass die elektrische „Nachricht“ besonders schnell transportiert werden kann. Jeder, der sich seine Finger zum Beispiel schon einmal an einem Bügeleisen verbrannt hat, weiß, wie schnell die Finger zurückzucken. Die Nerven sind bei der Übertragung wichtiger Informationen so schnell, dass diese Reaktionszeit mit normalen Stoppuhren nicht zu messen ist (siehe Exkurs)! Weil die membranumhüllten Nervenleitungen so leistungsstark sind und jeden Einzelnen in derartigen Gefahrensituationen sicher schützen, konnte die Menschheit überhaupt zu dem werden, was sie heute ist.

Dass die Zusammensetzung der Membranen im Nervensystem insgesamt eine große Bedeutung hat, wird jetzt jedem einleuchten. Und es stimmt: Das Gehirn braucht viel hochungesättigte Omega-3-Fettsäuren in seinen Membranen, um gut funktionieren zu können. Die Omega-3-Fettsäuren sind dabei verantwortlich für die notwendige Flexibilität der Membranen, sie bieten das gute Ausgangsmaterial für Stoffe, die aus Fettsäuren hergestellt werden und in den Gehirn- und Nervenzellen gebraucht werden, und nicht zu vergessen: Die Membranen sind als äußere Grenze der Zellen auch mit dafür verantwortlich, was von außen durch die Membran in die Zellen aufgenommen wird oder nicht – und was von innen die Zelle durch die Membran verlassen darf. Auch bei manchen dieser zum Teil sehr speziellen Transportvorgänge sind die Omega-3-Fettsäuren von Bedeutung.

Omega-3- und Omega-6-Fettsäuren

In der heute normalen „westlichen" Kost ist das Verhältnis der essenziellen Fettsäuren zueinander völlig verschoben. Die entzündungshemmenden und die Arbeit des Gehirns besonders fördernden Omega-3-Fettsäuren kommen zu selten vor. Eigentlich sollte das Verhältnis so sein:

Omega-3-Fettsäuren : Omega-6-Fettsäuren

1 : 1 bis 5

Doch tatsächlich kommen auf eine Omega-3-Fettsäure bis zu dreißig Omega-6-Fettsäuren! Häufige Lachsmahlzeiten und zusätzlich eingenommenes Lachsöl als Nahrungsergänzung helfen, das Verhältnis deutlich zu verbessern.

Heute gibt es sogar die Überlegung, dass die gesunden Omega-3-Fettsäuren in der Nahrung des Vorzeitmenschen ein wesentlicher Faktor waren, warum sich das menschliche Gehirn in der Evolution so hoch entwickeln konnte. Da stimmt es bedenklich, wenn man erfährt, dass Omega-3-Fettsäuren heute in der Ernährung vieler Menschen fehlen und dass das Verhältnis von gesunden hochungesättigten Omega-3-Fettsäuren zu Omega-6-Fettsäuren sich deutlich verschlechtert hat. Eigentlich sollte das Fettsäure-Verhältnis auf den Tellern so sein, dass auf eine Omega-3-Fettsäure eine bis fünf Omega-6-Fettsäuren kommen. Tatsächlich überwiegen jedoch die Omega-6-Fettsäuren allzu deutlich.

Auf eine Omega-3-Fettsäure kommen bei durchschnittlicher Ernährung der westlichen Welt tatsächlich fünfzehn und manchmal sogar bis zu dreißig Omega-6er! Dass das für das Gehirn Nachteile hat, ist inzwischen wissenschaftlich bewiesen. Eines ist also ganz klar: Wer möchte, dass sein Gehirn bis ins hohe Alter so fit wie möglich bleibt, der sollte immer auf eine ausreichende Versorgung mit Omega-3-Fettsäuren achten. Denn die Gehirnleistung ist auch bei älteren Menschen besser, wenn genügend dieser gesunden 3er-Fettsäuren vorhanden ist. Da kann die Devise doch nur lauten: mehr Lachs(öl)!

Lernen, Konzentration, Stress und psychisches Gleichgewicht

Die nun schon oft angesprochene Arbeit des Gehirns und des gesamten Nervengewebes besteht allerdings nicht nur aus elektrischen Signalen. Viel wichtiger sind noch die Verknüpfungen der Nerven untereinander. Diese Verknüpfungen erzeugen nicht nur lange Nervenbahnen, die zum Beispiel von den Fingern zum Gehirn leiten. Sie sind auch immer wieder quer verbunden und im Gehirn wird aus unzähligen einzelnen Nervenfasern ein schier unüberschaubares Nervennetz, in dem die Signale in rasender Geschwindigkeit munter hin- und hersausen. Die Übertragung der Informationen zwischen Nerven funktioniert dabei vor allem über sogenannte Synapsen. Das sind die Stellen, an denen zwei Nerven aufeinandertreffen. Tatsächlich berühren sich die Zellen dort nicht, sondern sie haben

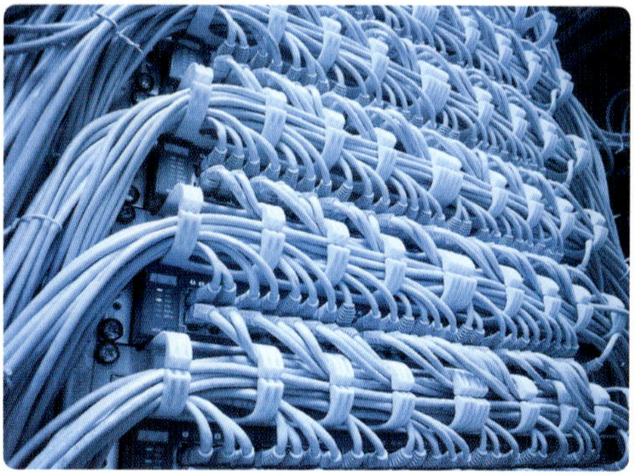

Das Nervensystem des Menschen ist noch unüberschaubarer als dieses Wirrwarr aus elektrischen Kabeln.

einen kleinen Spalt zwischen sich. In diesen Spalt hinein gibt die Nervenzelle, die bisher eine Information in sich transportiert hatte, bestimmte Stoffe ab, sogenannte Neurotransmitter. Die empfangende Nervenzelle auf der anderen Seite des Spaltes registriert diese Neurotransmitter und erzeugt dadurch in sich selbst einen kleinen Strom. So ist die Information weitergegeben worden. Und was befindet sich an der Synapse am Ende der liefernden und am Anfang der übernehmenden Nervenzellen? Membranen! Auch an dieser Stelle entscheiden also wieder die Fettsäuren in der Membran mit, wie gut die Übergabe der „Strom-Information“ und wie gut die Nervenleitung überhaupt klappt. Hier ist die zweite hochungesättigte Omega-3-Fettsäure aus Lachsöl besonders wichtig, die DHA (Docosahexaensäure). Sie entscheidet an dieser Stelle mit darüber, wie gut die Informationsweiterleitung zwischen den einzelnen Nerven funktioniert.

Das Nervennetz im Gehirn verändert sich ständig. Zum Beispiel wenn ein Mensch lernt, werden neue Nervenverknüpfungen geschlossen, es entstehen also neue Synapsen. Solche Verknüpfungen bestehen aber nicht für alle Zeiten. Das weiß jeder ganz genau, denn man vergisst ja vieles wieder. Verknüpfungen, die durch Wiederholung immer wieder bestärkt werden, halten lang, solche, die nur selten genutzt werden, nur kurz. Wie schnell oder langsam man lernt und vergisst, ist allerdings auch individuell sehr verschieden. Auch das kann natürlich mit der Zusammensetzung der Ernährung zu tun haben. Man weiß heute aus vielen Beobachtungsstudien, dass sich ein Mangel an hochungesättigten Omega-3-Fettsäuren auf das Lernen und die Konzentrationsfähigkeit negativ auswirkt und dass das, was im gängigen Sprachgebrauch das „Nervenkostüm“ genannt wird, von den gesunden Fettsäuren DHA und EPA aus Lachsöl profitieren kann: Die Stimmungslage lässt sich positiv beeinflussen und auch die Stressresistenz gewinnt durch eine gute Zusammensetzung der Membranen im Nervensystem.

Nicht nur der Zappelphilipp bekommt Hilfe

Überall kommen sie inzwischen vor: Kinder, die einfach nicht stillhalten können. Kinder, die sich ständig bewegen müssen, sich nicht auf ein Spiel oder ein Buch konzentrieren können, die in der Schule immer stören, Lehrern und Eltern den letzten Nerv rauben und auch Geschwister und Mitschüler häufig drangsalieren. Ermahnungen und Strafen helfen da nichts. Die Kinder „können nicht anders". Dabei sind diese „Zappelphilippe" meist selbst sehr unglücklich über ihren Zustand. Hilfe tut not und in einer medikamentösen Behandlung, wie sie leider immer häufiger vorkommt, darf wirklich nur der allerletzte Ausweg gesehen werden.

Doch scheint sich eine Lösung am Horizont abzuzeichnen, und zwar in Form der Omega-3-Fettsäuren. Wissenschaftler finden immer häufiger Beziehungen zwischen der Ernährung der betroffenen Kinder und deren Hyperaktivität oder ähnlichen Schwierigkeiten wie Rechtschreib- und Leseschwächen. Neben manchen anderen Dingen, wie einem zu hohen Zuckerkonsum, unregelmäßigen Mahlzeiten oder Mangel an bestimmten Vitaminen, Mineralstoffen und Spurenelementen, ist die Ernährung dieser Kinder oft sehr arm an hochungesättigten Omega-3-Fettsäuren. Meist essen sie nur selten oder gar keinen Fisch und bekommen daher die essenziellen Fettsäuren DHA und EPA nicht ausreichend zugeführt. Im Gegenteil, durch ungesundes Fast Food und Süßigkeiten gelangen viel zu viele ungesunde Fettsäuren in die Membranen dieser Kinder. Wenn man sich die Bedeutung der Omega-3er für das Gehirn, das Lernen und die Konzentration ansieht, dann wundert es nicht, dass es da bei den Hyperaktiven vielleicht Zusammenhänge gibt. Denn ein schlechtes Konzentrationsvermögen ist ja ein ganz auffälliges Symptom bei den „Zappelphilippen".

Und der Faden kann auch noch weitergesponnen werden: Wenn es beim „Zappelphilipp“ Zusammenhänge gibt, vielleicht gibt es dann auch welche zwischen der Ernährung und anderen psychischen Beschwerden? Und es stimmt, auch da fanden Wissenschaftler Korrelationen. Entdeckt wurden Zusammenhänge zwischen einer schlechten Omega-3-Versorgung und bestimmten psychischen Störungen wie zum Beispiel Depressionen. Genauso, wie mit den Omega-3-Fettsäuren also die Stimmungslage positiv beeinflusst werden kann, können auch Personen mit seelischen und emotionalen Beschwerden von den gesunden Fettsäuren DHA und EPA profitieren.

Den Augen ein besonderes Plus

Die Augen des Menschen sind ebenso wie das Nervensystem ein Ort, an dem Membranen eine besonders große Bedeutung zukommt. Wenn man den gesamten menschlichen Körper nach hochungesättigten Omega-3-Fettsäuren absucht, wird man besonders in den Augen fündig: Sie enthalten von allen Organen und Geweben des Körpers am meisten DHA – und zwar in der Netzhaut. Das überrascht allerdings nicht so sehr, wie es zunächst aussieht, wenn man bedenkt, dass sich die Netzhaut in der Entwicklung eines Embryos während der Schwangerschaft sozusagen aus Teilen des Gehirns abgeleitet hat und daher eine Schicht aus Nervengewebe ist. Die Nervenzellen der Netzhaut sind natürlich auf ihre Funktion des Sehens besonders spezialisiert. Die sogenannten Fotorezeptoren („Sehzellen“) haben hier eine herausragende Stellung. Vielleicht erinnert sich mancher noch an den Biologieunterricht in der Schule zum Thema Auge? Stäbchen und Zapfen kommen einem da vielleicht noch in den Sinn, so werden die wichtigsten der Fotorezeptoren genannt. Die Stäbchen sind besonders lichtempfindliche Nervenzellen. Sie sind daher für das Sehen in der Dämmerung verantwortlich, wenn also nur wenig Licht zur Verfügung steht. Daher entsteht durch die Stäbchen nur der

Seheindruck schwarz-grau-weiß; lediglich Helligkeitsunterschiede liefern diese Rezeptoren. Das Sprichwort „Nachts sind alle Katzen grau" zeugt von dieser Stäbchenwahrnehmung bei wenig Licht. Die Zapfen hingegen brauchen mehr Licht, um Sehen zu ermöglichen. Doch wenn das Licht ausreicht, zeigen sie die Farben dieser Welt, sie sind also für das Farbensehen zuständig.

Beide Arten der Fotorezeptoren enthalten Sehpurpur, in der Fachsprache bezeichnet als das Rhodopsin in den Stäbchen und das Iodopsin in den Zapfen – Farbstoffe, die auf Licht reagieren. Diese Farbstoffe sitzen in den Membranen der Fotorezeptoren und sind recht große Moleküle. Durch das Licht, das beim Sehen in die Augen fällt, werden an diesen großen Farbmolekülen chemische Umwandlungen ausgelöst. Verschwindet das Licht wieder, vollführen die Moleküle die Umwandlung zurück in ihren Ausgangszustand, damit sie für den nächsten Lichteinfall wieder zur Verfügung stehen. Die in die Membranen integrierten Farbstoffe müssen sich bei diesen chemischen Veränderungen gut bewegen können. Genau wie bei den flexiblen Blutzellen und den Blutgefäßen funktioniert das besser, wenn die Membran insgesamt beweglich ist. Wenn ihr Anteil an der Omega-3-Fettsäure DHA, wie ja berichtet, hoch ist, kann sie diese Bewegungen der großen „Seh-Moleküle" gut zulassen, die vielen „Knicke" der DHA lassen in der Membran genügend Raum entstehen, damit sich die „Seh-Moleküle" so viel drehen können, wie es beim guten Sehen vonnöten ist. Die praktische Konsequenz daraus ist: Lachsöl mit seinem hohen Anteil an der Fettsäure DHA unterstützt die Augen und die Sehkraft. Wenn DHA der Nahrung fehlt, wird es irgendwann an den Augen spürbar werden.

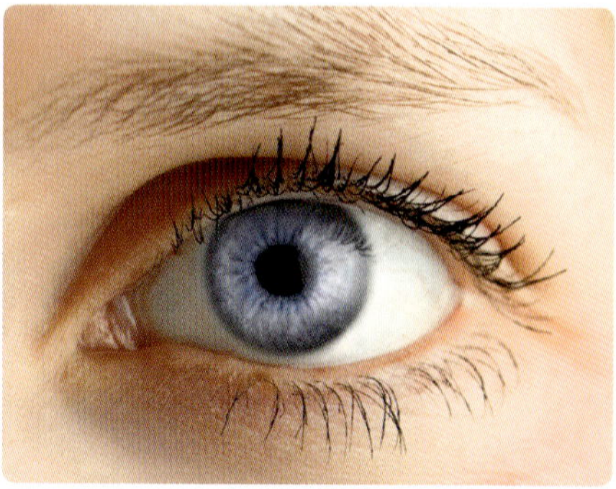

Omega-3-Fettsäuren – wichtig in Schwangerschaft und im Säuglingsalter

Für die Entwicklung von ganz kleinen Menschen sind die hochungesättigten Omega-3-Fettsäuren besonders bedeutsam. Vor allem im letzten Drittel der Schwangerschaft braucht ein heranwachsendes Baby für die Entwicklung seines Gehirnes und seiner Sehfähigkeit besonders viele gesunde Fettsäuren. In einer Untersuchung mit Schwangeren wurde einigen der Testpersonen zusätzliches DHA zu ihrer normalen Ernährung gegeben. Ihre Babys zeigten später in den ersten vier Monaten nach der Geburt eine deutlich bessere Sehschärfe im Vergleich zu den Babys jener Mütter, die eine solche DHA-Nahrungsergänzung nicht bekommen hatten.

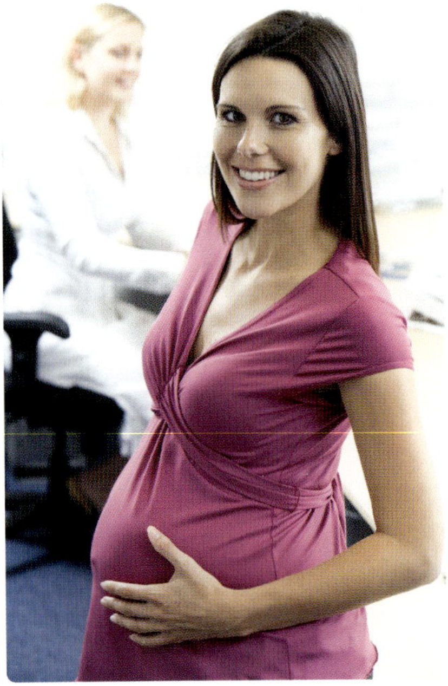

Auch zeigt sich, dass das Risiko einer Frühgeburt bei einer guten Versorgung der Mutter mit hochungesättigten Omega-3-Fettsäuren sinkt und das Geburtsgewicht des Babys höher liegt. Beides sind Faktoren, die für einen guten Start ins Leben des Kindes von großem Vorteil sind. Eine optimale Versorgung mit Omega-3-Fettsäuren während der Schwangerschaft kann also Mutter und Kind deutlich unterstützen. Die Deutsche Gesellschaft für Ernährung (DGE) und auch eine spezielle Expertenkommission der Europäischen Union empfehlen werdenden Müttern daher einhellig, in der Schwangerschaft mindestens täglich 0,2 g DHA zuzuführen. Das gelingt mit zwei Portionen Kaltwasserfisch pro Woche oder entsprechenden Nahrungsergänzungen.

Auch nach der Geburt bleibt der Bedarf an der Omega-3-Fettsäure DHA beim Säugling hoch. Das Gehirn muss noch ausreifen und auch das restliche Nervensystem und die Augen entwickeln sich in dieser Zeit rasant weiter. All dies kann in der Stillzeit über eine weiterhin gute Versorgung der Mutter mit den entsprechenden Fetten gewährleistet werden. Denn der DHA-Gehalt der Muttermilch ist direkt von der Ernährung der Mutter abhängig. Nimmt diese viele hochungesättigte Omega-3-Fettsäuren zu sich, so ist sie nicht nur selber ausreichend mit den gesunden Fettstoffen versorgt, ihre Milch enthält diese ebenso und damit kann auch ihr Säugling davon profitieren.

Manche Hersteller von Babynahrung tragen den neuen Erkenntnissen über Fettsäuren bereits Rechnung und setzen ihren Produkten Omega-3-Fettsäuren zu. So kann auch bei nicht gestillten Babys der EPA- und DHA-Bedarf sicher abgedeckt werden.

Ein unschlagbarer Vorteil der Lachsölkapseln in manchen Schwangerschaften

Schwangere haben oft besondere Essgelüste und auch -abneigungen. Unglücklicherweise sind dabei nicht selten ausgerechnet Fischmahlzeiten eher vom Widerwillen betroffen, was der ausreichenden Versorgung mit den so wichtigen hochungesättigten Omega-3-Fettsäuren im Wege steht. Nur die Verabreichung von Lachsölkapseln kann dann weiterhelfen. Besonders wichtig ist es für jene Schwangeren, die Hinweise auf Seite 19 zu beachten. Denn gerade im letzten Drittel der Schwangerschaft müssen durch das immer größer werdende Baby die Verdauungsorgane der Frau mit immer weniger Raum auskommen. Das kann natürlich auch die „Unterhaltung“ mit den Lachsölkapseln fördern. Empfehlenswert ist in einem solchen Fall das Vorgehen vieler Hochschwangerer: Sie nehmen in den letzten Monaten der Schwangerschaft nicht mehr drei Hauptmahlzeiten zu sich, sondern essen mehrere kleine Mahlzeiten über den Tag verteilt. Auf diese Weise verhindern sie das Druckgefühl im Magen, vermehrtes Aufstoßen, Sodbrennen und andere Schwierigkeiten.

Bei vergleichenden Untersuchungen von Säuglingen mit verbesserter DHA-Versorgung und solchen mit nicht angereicherter Kost fiel auf, dass die DHA-Kinder bei Gehirn- und Sehleistungen mehr erreichten als ihre mit weniger DHA ernährten Vergleichsbabys. So fand man bei ihnen nicht nur stärkere Sehschärfen, sondern es zeigte sich auch, dass ihre Koordination von Sehen und Bewegungen der Hände besser war als bei den Vergleichskindern. Auch das gezielte Greifen und Untersuchen von Gegenständen (Feinmotorik) klappte bei den gut mit Omega-3ern versorgten Kindern besser, genauso wie es ihnen leichter fiel, ihre gesamte Aufmerksamkeit auf einzelne Gegenstände oder Kontaktaufnahmen zu richten. Sie zeigten also eine im Vergleich gesteigerte Konzentrationsfähigkeit. Eine weitere Beobachtung wird viele junge Mütter besonders interessieren: Babys, deren Mütter in der Schwangerschaft zusätzlich DHA eingenommen hatten, konnten besser schlafen.

Weitere wissenschaftliche Analysen erbrachten Hinweise, dass auch die spätere kindliche Entwicklung noch von einer optimierten DHA-Versorgung der Mutter in der Schwangerschaft beeinflusst sein kann. So konnten die Forscher sowohl beim Sprachverhalten, bei der Intelligenz, den motorischen Fähigkeiten als auch dem sozialen Verhalten von achtjährigen „DHA-Kindern“ positive Unterschiede im Vergleich zu Gleichaltrigen beobachten.

Jeder Mensch, ob alt oder jung, ob Frau oder Mann, ob schwanger oder nicht, wirklich einfach jeder Mensch sollte sich über Omega-3-Fettsäuren in seiner Ernährung Gedanken machen. Und letztendlich muss jeder eine Entscheidung für sich treffen: Will ich die vielen positiven und gesundheitsfördernden Möglichkeiten, die im Lachsöl stecken, für mich nutzen oder nicht? Nach den hier dargestellten Informationen ist es zu hoffen, dass die Entscheidung leichtfällt.

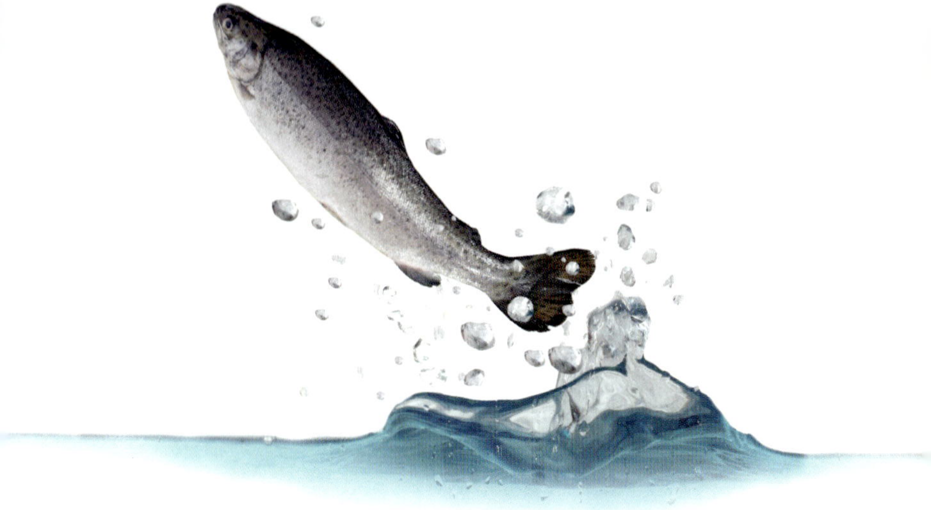

Glossar

Arachidonsäure – ungesättigte Omega-6-Fettsäure mit vier Doppelbindungen, kommt nur in tierischen Organismen vor, ist u.a. Vorläufermolekül für eher entzündungsfördernde Stoffe im Körper.

Arteriosklerose – auch Verkalkung genannt, bezeichnet eine krankhafte Verengung der Blutgefäße durch ungesunde Fette und andere Stoffe, die innen an die Gefäßwände angelagert werden, dort oft ausgelöst durch Reparaturvorgänge an kleinen Schäden oder Rissen.

Cholesterin – fettartiger Stoff, kommt nur in tierischen Organismen vor, Ausgangsstoff für Gallensäuren, Hormone und andere lebenswichtige Substanzen, kann im Übermaß das Risiko für Arteriosklerose (Blutgefäßverkalkung) steigen lassen.

DHA – Docosahexaensäure, eine hochungesättigte Omega-3-Fettsäure mit 22 C-Atomen und sechs Doppelbindungen (22 : 6), die die Gesundheit von Blut, Blutgefäßen, Herz, Gehirn, Immunsystem und vielem anderen mehr unterstützt. Sie ist in der normalen Ernährung in zu geringen Mengen enthalten und kann durch Lachsöl als Nahrungsergänzung eingenommen werden.

Eicosanoide – Stoffe, die im Immunsystem aus Fettsäuren gebildet werden, haben Bedeutung bei Entzündungen und Schmerzempfindung.

EPA – Eicosapentaensäure, eine hochungesättigte Omega-3-Fettsäure mit zwanzig C-Atomen und fünf Doppelbindungen (20 : 5), weitere Informationen siehe DHA.

Erythrozyten – rote Blutkörperchen, die für den Sauerstoff- und Kohlendioxidtransport im Körper zuständig sind. Erythrozyten sind zum Teil zu groß für die kleinsten Blutgefäße im Körper, daher müssen sie sich stark verformen können. Ist der Anteil an DHA und EPA in den Membranen der Erythrozyten hoch, ist das kein Problem. Je geringer dieser Anteil ist, desto unflexibler sind die „Erys“ und können die Versorgung durch kleinste Blutgefäße im schlimmsten Fall nicht mehr sicherstellen.

essenziell – unbedingt notwendig, lebensnotwendig, essenzielle Stoffe müssen mit der Nahrung zugeführt werden.

Immunsystem – Abwehrsystem höher entwickelter Organismen (z. B. Mensch) gegen Krankheiten, Gifte, Schädlinge und anderes, besteht aus verschiedenen Zellen und Systemen.

Membran – dünne Abgrenzung von Zellen oder Zellbestandteilen nach außen. Membranen bestehen vor allem aus Fettsäuren, enthalten aber auch andere Bestandteile (z. B. Eiweiße, die für den Transport von Stoffen durch die Membran zuständig sein können).

Mineralien – lebenswichtige, essenzielle Vitalstoffe, salzartige Metallverbindungen, die mit der Nahrung aufgenommen werden müssen.

Molekül – kleinste Einheit eines Stoffes, aus zwei oder mehr Atomen aufgebaut, die aneinander gebunden sind.

Myelin – Gesamtheit der Gliazellmembranen, die als Begleitzellen von Nerven auftreten und diese eng umwickeln. Myelin ist für die graue Färbung bestimmter Gehirnteile verantwortlich („graue Substanz“, siehe Seite 46f.).

Omega-3-Fettsäuren – Fettbestandteile, die Doppelbindungen enthalten, deren letzte am dritten C-Atom der Fettsäurekette sitzt (siehe Seite 19ff.).

Omega-6-Fettsäuren – Fettbestandteile, die Doppelbindungen enthalten, deren letzte am sechsten C-Atom der Fettsäurekette sitzt (siehe Seite 19ff. und Seite 36).

Triglyceride – Hauptbestandteil von Fetten, auch Neutralfette genannt, „kammartige“ Moleküle, bei denen an jedem „Zinken“ eine Fettsäure sitzt (siehe Seite 19ff.).

Sachverzeichnis

Literatur- und Bildverzeichnis

Arbeitskreis Omega-3-Fettsäuren: „Brainfood Omega-3“, www.ak-omega-3.de, 2004

Deutsche Gesellschaft für Ernährung; Österreichische Gesellschaft für Ernährung; Schweizerische Gesellschaft für Ernährungsforschung; Schweizerische Vereinigung für Ernährung: Referenzwerte für die Nährstoffzufuhr; Umschau/Braus 2008

Ehmann, H.: „Lachsöl“, LebensbaumVerlag, 2001

Féart C. et al.: „Plasma eicosapentaenoic acid is inversely associated with severity of depressive symptomatology in the elderly", American Journal of Clinical Nutrition 87 (5), 2008

Hahn, A. et.al.: „Wirkstoffe funktioneller Lebensmittel in der Prävention der Arteriosklerose“ Teil 1, Ernährungsumschau 49 (5), 2002

Hamm, M.; Neuberger, D.: „Omega-3 aktiv: Gesundheit aus dem Meer“, Schlütersche, 2008

Klinikum der Universität München: „Nahrungszufuhr von Omega-3-Fettsäuren bei Schwangeren“, Europäische Konsensuskonferenz, Pressemitteilung 2007

Koletzko et.al.: „Essenzielle Fettsäuren für Mutter und Kind“, Spiegel der Forschung (1/2), 2003

Nurk E. et al.: “Cognitive performance among the elderly and dietary fish intake: the Hordaland Health Study", American Journal of Clinical Nutrition 86 (5), 2007

Ryan, A. S.: “Assessing the Effect of Docosahexaenoic Acid on Cognitive Functions in Healthy, Preschool Children", Clinical Pediatrics 47 (4), 2008

Schemionek, Anja, „Hilfe aus dem kalten Wasser: Fischöl bei Rheuma“ aktiv leben (3), 2003

Schmitt, B. et.al.: „Wirkstoffe funktioneller Lebensmittel in der Prävention der Arteriosklerose“ Teil 2, Ernährungsumschau 49 (6), 2002

Schuchardt, J. P., Hahn, A.: „Essenzielle Fettsäuren und Hirnfunktionen bei Kindern“, Deutsche Apotheker Zeitschrift (10), 2008

Strunz, U.: „Fit mit Fett“, Heyne Verlag, 2004

Wolters, M., Hahn, A.: „Bedeutung von Ernährungsfaktoren bei Psoriasis“, Schweizer Zeitschrift für Ernährungsmedizin (3), 2008

www.lachsverein.de, Präsentation 2007

Bildverzeichnis: fotolia – Monkey Business (Titelseite, oben, S. 56), Sue Colvil (S. 8), SJCarter (S. 10), ExQuisin (s. 12), Sebastian Kaulitzki (S. 24, 25, 29), Phase4Photography (S. 26), emeraldphoto (S. 30), Kzenon (S. 31), Maria. P. (S. 32), Falko Matte (S. 33), bilderbox (S. 34), Salmon (S. 35), falkjohann (S. 37), robynmac (S. 39), Udo Kroener (S. 41), Olga Lyubleina (S. 41 oben), Photo Alto (S. 43), ktsdesign (S. 47), 3drenderings (S. 48), Maksym Filipchuck (S. 51), m.arc (S.55), Witold Krasowski (S. 59); Wilfried Klei (Illustration S. 44 und Rezeptseiten)

- „Weitgehend gesichert ist, dass Fischöl bzw. Omega-3-Fettsäuren den Blutdruck senken können.“

  Natur & Medizin, Koko 26, Mitgliederbrief 6/2003

- „Gleich in mehreren klinischen Studien wurden die vorbeugenden Eigenschaften fetten Fisches bestätigt. So schützen die […] enthaltenen Omega-3-Fettsäuren nicht nur die Gefäße, sondern spielen auch bei der **Prävention von Schlaganfällen und Gedächtnisverlust** eine Rolle.“

  Natur & Medizin, Mitgliederbrief 6/2008

- „Patienten, deren Triglyzerid-Spiegel erhöht ist, profitieren von drei bis vier Gramm Omega-3-Fettsäuren: „In dieser Dosierung kann das Fischöl den Studien zufolge die Werte um 20 bis 50 % senken.“

  James O’Keefe, Focus-online Gesundheit, 11.03.2008